爱心帖

专家提示

*多食富含纤维素的蔬菜，少食动物脂肪

*少吃咖啡、可可、巧克力，不饮酒

*不滥用保健品和化妆品

*保持愉快、乐观、开朗的心态

*注意自我检查

*定期参加乳腺普查

《专家诊治乳腺疾病》

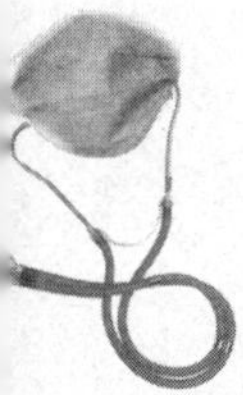

挂号费丛书 **升级版**

姓名		性别		年龄		就诊卡号	

专家诊治乳腺疾病

科别	乳腺外科	日期		费别	

主　编　沈坤炜　李亚芬　陈伟国　方　琼

编　者　沈坤炜　陈伟国　李亚芬　朱　丽　何建蓉　陈小松　吴佳毅　黄　欧　陈婷婷　方　琼　董晓晶　裴　艳　俞雯琼　张　男　冯佳梅　万　华　殷正昕　梅章懿　唐益清　郁骐襄　孙　龙　唐　炜　崔文婷　姜　敏　毛　艳　张　熙　娄　莹　孙慎友　宗　瑜　张钰梓

升级版

附爱心帖

药价	

上海科学技术文献出版社

图书在版编目（CIP）数据

专家诊治乳腺疾病 / 沈坤炜等主编．—上海：上海科学技术文献出版社，2012.3
ISBN 978-7-5439-5133-4

Ⅰ.①专… Ⅱ.①沈… Ⅲ.①乳房疾病—诊疗 Ⅳ.①R655.8

中国版本图书馆 CIP 数据核字（2011）256305 号

责任编辑：何　蓉
美术编辑：徐　利

专家诊治乳腺疾病
沈坤炜　李亚芬　陈伟国　方　琼　主编
*
上海科学技术文献出版社出版发行
（上海市长乐路 746 号　邮政编码 200040）
全国新华书店经销
昆山市亭林彩印厂有限公司印刷
*
开本 850×1168　1/32　印张 7.375　字数 165 000
2012 年 3 月第 1 版　2016 年 3 月第 3 次印刷
ISBN 978-7-5439-5133-4
定 价：15.00 元
http://www.sstlp.com

总序

随着人们物质文化生活水平的提高，一旦生了病，就不再满足于“看病拿药”了。病人希望了解自己的病是怎么得的？怎么诊断？怎么治疗？怎么预防？当然这也和疾病谱的变化有关。过去，患了大叶性肺炎，打几针青霉素，病就好了。患了夜盲症，吃些鱼肝油丸，也就没事了。至于怎么诊断、治疗，怎么预防，人们并不十分关心。因为病好了，没事了，事过境迁，还管它干嘛呢？可是现代的病不同了，许多的病需要长期治疗，有的甚至需要终生治疗。许多病不只需要打针服药，还需饮食治疗、心理调适。这样，人们自然就需要了解这些疾病的相关知识了。

到哪里去了解？当然应该问医生。可是医生太忙，有时一个上午要看四五十位病人，每看一位病人也就那么五六分钟，哪有时间去和病人充分交谈。病人有困惑而不解，自然对医疗服务不满意，甚至对医嘱的顺从性就差，事实上便影响了疗效。

病人及其家属有了解疾病如何防治的需求，而门诊的医生爱莫能助。这个矛盾如何解决？于是提倡普及医学科学知识，报刊、杂志、广播、电视都常有些介绍，对一般群众增加些防病、治病的知识，当然甚好，但对于患了某病的病人或病人的家属而言，就显得不够了，因为他们有很多很多的问题要问。把与某一疾病相关的知识汇集成册，是一个

总序

好主意，病人或家属一册在手，犹如请来了一位家庭医生，随时可以请教。

上海科学技术文献出版社有鉴于此，新出一套“挂号费丛书”。每册之售价约为市级医院普通门诊之挂号费，故以名之。“挂号费丛书”尽选常见病、多发病，聘请相关专家编写该病的来龙去脉、诊断、治疗、护理、预防……凡病人或家属可能之疑问，悉数详尽解述。每册 10 余万字，包括数百条目，或以问诊方式，一问一答，十分明确；或分章节段落，一事一叙一目了然。而且作者皆是各科专家，病人或家属所需了解之事他们自然十分清楚，所以选题撰稿，必定切合需要。而出版社方面则亦在字体、版式上努力，使之更能适应各阶层、各年龄之读者需要。

所谓珠联璧合，从内容到形式，“挂号费丛书”确有独到之处。我相信病人或家属读了必能释疑解惑，健康的人读了也必有助于防病强身。故在丛书即将出版之时，缀数语于卷首，或谓之序，其实即是叙述我对此丛书之认识，供读者参考而已。不过相信诸位读后，必谓我之所言不谬。

复旦大学附属中山医院内科学教授
上海市科普作家协会理事长
杨秉辉

序

乳房不仅具有哺乳的生理功能，更是人体美学的重要象征。近年来随着环境与生活方式的改变，乳腺疾病的发病率不断增加，已成为困扰广大女性的最常见疾病之一。

然而，由于医学专业知识的缺乏，大众对于乳腺疾病的认知目前尚存在两极分化的误区：一方面，部分女性关注乳房过于敏感，稍有不适症状时易胡乱猜疑，增加了不必要的担心，从而增加心理负担，影响了心理健康；另一方面，真正出现了问题的女性，由于肿瘤不痛不痒而未予关注、心存侥幸、讳疾忌医以至延误了诊治。甚至少数患者偏听偏信，接受不正规的治疗，待病情恶化以后才追悔莫及……凡此种种，不一而足，令人扼腕叹息！

多学科合作、早期诊断、个体化治疗，是提高乳腺疾病治愈率的重要保障。上海交通大学医学院附属瑞金医院乳腺疾病诊治中心采用“多学科诊治，一站式服务”模式，在倡导规范化治疗的同时，积极开展多层面的乳腺疾病科普知识的普及和教育。

本书由上海交通大学医学院附属瑞金医院各学科医护专家、青年才俊以及曙光医院乳腺科万华主任带领的医护团队共同编写，从社会大众的角度出发，以临床实用问答的形式进行编排，重点介绍了认知乳房的常识、正确检查乳房的方法，以及乳腺良恶性疾病的预防、诊断与治疗，并详尽讲解了乳腺癌术后的康复。

相信本书的出版与发行，可以帮助大众更多的增强保健意识，正确地关注乳房健康，减少不必要的担心。同时，尽可能地解除乳腺疾病患者的疑惑，树立战胜疾病的信心。

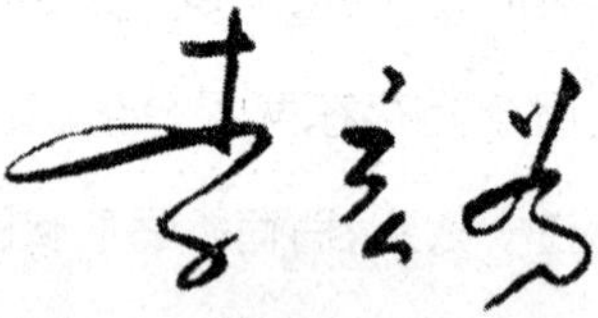

瑞金医院终身教授

瑞金医院院长顾问

目录

专家诊治乳腺疾病

ZHUANJIA ZHENZHI RUXIAN JIBING

目录

了解一些乳腺疾病的常识

乳腺疾病的检查和诊断方法

目录

乳腺疾病多样化的治疗方法

目录

乳腺疾病患者的生活保健

患了乳腺疾病 可能会有的 一些表现

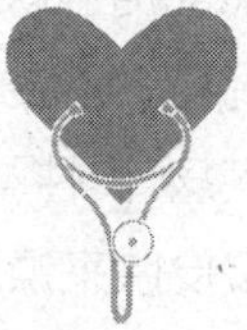

姓名 Name ________ 性别 Sex ____ 年龄 Age ____

住址 Address ________

电话 Tel ________

住院号 Hospitalization Number ________

X 光号 X-ray Number ________

CT 或 MRI 号 CT or MRI Number ________

药物过敏史 History of Drug Allergy ________

乳房肿块

哪些疾病会出现乳房肿块

虽然乳房肿块可能由多种原因引起，但常见的疾病只有少数几种。主要的类型有乳腺发育及退化不良性疾病、感染性疾病、良性肿瘤、交界性肿瘤、恶性肿瘤、乳头乳晕区病变以及皮肤来源的病变。其中发生概率最高的疾病包括乳腺囊肿、乳腺纤维腺瘤、导管内乳头状瘤、原发性乳腺恶性肿瘤。

发现乳房肿块后需要进行哪些检查

1. 体格检查

虽然随着辅助检查手段的不断发展，各种设备的不断涌现，但是体格检查（体检）在乳腺肿块的诊断、乳腺恶性疾病的早期诊断中的作用仍然是非常重要的，一个有经验的乳腺专科医师的体检准确率甚至可高达 80%～90%。乳腺的体格检查包括望诊和触诊两部分。

（1）望诊：对于发现恶性乳腺疾病的早期体征是非常重要的，但视诊不能发现一般较小的乳房肿块。视诊时主要关注乳房大小、高度是否对称，乳房皮肤有无水肿、凹陷、橘皮征、皮下静脉扩张、破溃，乳头有无凹陷或牵拉、有无溢液、有无乳头皮肤湿疹样改变等。出现以上乳房改变，需要立即到乳腺专科就诊，作进一步检查。

当然，如皮肤粘连和乳头凹陷等常见于乳腺癌的体征也会出现于乳腺良性疾病，例如某些慢性的炎症会引起乳腺大导管周围的炎症，会导致大导管的收缩和乳晕区的水肿，从而表现为乳头凹陷。位于乳腺中央区域的较大的囊肿或纤维腺瘤也会引起大导管的收缩，导致乳头凹陷。当囊肿或纤维腺瘤较大时，也会挤压乳房悬韧带，即库柏(Cooper)韧带，并引起皮肤的固定和扭曲。慢性脓肿也会因为病灶周围的炎症而导致与皮肤粘连，有时甚至会出现皮肤水肿和橘皮征，很难与乳腺癌相鉴别，这时只能依靠细胞学或病理检查来明确诊断。

患者在进行乳房体检触诊前，应该尽可能详细地告诉医师既往的一些重要的手术史、疾病史。因为有时可能会把人工植入物误作“乳房肿块”，例如乳房假体或心脏起搏器等。作为医师也应详细询问相关病史，患者有时会忘记告诉医师，从而增加误诊的机会。

(2) 触诊：如触及肿块，则乳房肿块的大小、质地、表面情况、边界、活动度、有无压痛等都应一一记录，并作为诊断参考依据的重要部分。肿块的体征不仅取决于肿块本身的生长特征，而且也受到肿块周围正常乳腺组织的影响，故患者年龄的不同，肿块也具有不同的特征，同一种疾病在不同年龄阶段会表现为不同的体征。以乳腺纤维腺瘤为例，肿块的质地往往具有弹性，表面光滑，有时有分叶，活动度非常大，根据这种典型的体征做出诊断并不困难。但是这些体征往往发生于青年患者中，而老年患者由于乳腺组织的退化和纤维化，乳腺纤维腺瘤将丧失其典型的体征，会给诊断带来困难，这时就需要依靠超声检查来协助诊断。此外，常见的乳房囊肿的体检也可能差异较大，囊肿的质地取决于其囊内的张力。其张力变化范围较大，从而使囊肿的体征具有多样性，张力较小时囊肿质地柔软，容易与正常乳腺组织混淆；张力大时囊肿的质地非常坚硬，很难与乳腺癌相鉴别。所以囊肿的诊断单凭体检很难得出，但是借助超声检查则能快速地对其做出诊断。不同性质的肿块具有不同的活动度，根据其生长方式以及与周围组织的关系，可以分为 3 类：第一类以纤维腺瘤为例，膨胀性生长，与周围乳腺组织没有粘连，所以活动度最大；第二类为囊肿，虽然界限清楚，形状规则，但其与周围乳腺组织有融合，所以活动度中等；第三类为乳腺癌，大部分乳腺癌呈浸润性生长，边界像蟹足一样伸入周围乳腺组织，所以固定而活动度差。但有时也有例外，有少数乳腺癌，例如髓样癌和黏液腺癌，在病灶较小时往往呈膨胀性生长，与周围乳腺组织分界清楚，存在一个假性“包膜”，体检时肿块的活动度非常大，常被误认为良性肿块。最后，在年龄较大的患者中，正常乳腺组织由于退化而疏松，一些生长缓慢且肿块较小的乳腺癌病灶往往活动度非常好，也可能容易误诊。

在进行临床评价时，医师也需要综合考虑患者的各方面因素，如年龄、月经状况、既往乳腺的疾病史、手术史等，对乳房肿块的诊断非常有帮助。例如，纤维腺瘤好发于年轻妇女，在老年妇女中罕见，所以老年妇女如果体检时发现“纤维腺瘤”一定要提高警惕。有一些交界性肿瘤以及间叶来源的恶性肿瘤也为膨胀性生长，肿块长到很大时也不会发生胸肌与皮肤的粘连，可能表现为乳房肿块短期内迅速长大，诊断时也需与纤维腺瘤相鉴别。此外，体格检查也不能遗漏乳晕周围和腋尾部，如果被检查者存在副乳，副乳也要仔细检查，因为发生于乳腺的疾病同样也会发生于副乳。腋下和锁骨上区域也要详细检查，特别是怀疑恶性肿瘤的患者。

2. 乳腺 B 超检查

当在乳房自我检查或体检摸到肿块时，首选的辅助检查就是乳腺B超，其可对临床检查时所发现的可疑乳腺病变部位以及钼靶检查中发现的非对称性密度增高影进行检查，来判断是否存在病变并初步获得有关病变性质的信息。乳腺超声的优势在于辨别病灶的囊性和实性，对乳腺囊肿的诊断准确率可以高达95%。超声可以通过多角度全方位的扫描，如横切或纵切及径向切面或者非径向切面，全面分析病变的形态和性质，检查更彻底；除了一般的“黑白超声”，“彩超”的应用也越来越广泛，可以通过彩色多普勒血流信号分析判断病灶内有无不规则血流，从而有助于良、恶性病变的辨别。东方女性的乳腺腺体组织比西方女性小，且普遍较致密，超声检查在发现乳腺肿块方面较X线检查敏感性更高，且超声检查安全无害，因此尤其适合乳房致密或妊娠期女性的乳房常规检查。超声检查操作方便、价格便宜、没有放射性，而且由于超声波具有适时性，可以作为细针或空芯针穿刺的引导。但是，超声波在对无法扪及肿块的乳房进行筛查时，其诊断价值不高。

3. 乳腺钼靶

乳腺钼靶，全称乳腺钼靶X线摄影检查，又称钼钯检查，是目前诊断乳腺疾病的首选和最简便、最可靠的无创性检测手段之一，痛苦相对较小，简便易行，且分辨率高，重复性好，留取的图像可供前后对比，不受年龄、体形的限制，目前已作为40岁以上女性的常规检查。它的特点是可以检测出医师触摸不到的乳腺肿块，特别是对于大乳房和脂肪型乳房，其诊断性可高达95%。对于以少许微小钙化为唯一表现的T_0期乳腺癌(临床扪诊阴性)，也只有凭借X线检查才能被早期发现和诊断，对乳腺癌的诊断敏感性为82%～89%，特异性为87%～94%，具有很高的早期诊断价值。自20世纪60年代开始乳腺钼靶普查以来，40～49

岁妇女乳腺癌病死率下降约18%。因此40岁以上的健康妇女,应每1~2年做1次钼靶检查,以筛查早期乳腺癌可能。但是,钼靶的分辨率受到乳腺密度的影响,对于年轻妇女、致密性的乳腺分辨率较差;同时钼靶在肿块的发现,精确定位,鉴别良、恶性方面敏感性不如B超。故在行乳腺体检普查时,除了钼靶,应同时配合做乳腺B超检查。

4. 乳腺磁共振成像(MRI)

MRI应用于乳腺疾病的诊断得到了深入广泛的研究,研究发现MRI对恶性疾病的诊断敏感性高达94%~100%,阴性预测值可接近100%。MRI有很多优点,它不受乳腺密度的影响,可以用于一些年轻或乳腺致密妇女的诊断;同时MRI也不受既往手术瘢痕的影响,对于术后"复发"肿块的鉴别具有很高的价值;MRI对乳腺假体也具有很高的分辨率,可用于隆乳术后妇女乳房肿块的诊断和鉴别诊断,除此之外MRI还能鉴别肿块的囊、实性。MRI在高危人群中对临床无法扪及肿块的乳房进行筛查时,具有与钼靶同等的价值。但是,MRI价格昂贵、扫描时间长、患者顺应性差,而且安装了心脏起搏器或乳房内有金属异物的患者也不能做MRI检查;同时MRI特异性不高(53%~97%),常会导致不必要的手术活检。

5. 病理检查

对于临床体检、影像学检查怀疑恶性的肿块,需要进行病理学检查以明确诊断。

细针穿刺细胞学检查用细针对乳腺肿块抽吸少量细胞做出诊断,患者痛苦小,是一种快捷、安全、可靠并且经济的检查方法,其准确性可达77%~98%。但其缺点为组织量少、穿刺标本失去组织结构,对乳腺癌的生物学特性的了解不够全面,并存在2%左右的假阳性率,10%~20%的假阴性率。

为了提高穿刺的诊断率，了解恶性肿瘤是否为浸润性乳腺癌，常常还需要进行组织学活检，这对于乳腺疾病来说有确诊意义。对于钼靶发现的影像学异常如钙化但临床体检未扪及肿块时，可进行钼靶立体定位下麦默通(乳房微创手术)穿刺活检；对于临床上可触及的乳房肿块，则可在 B 超引导下进行空芯针穿刺或直接切除活检等。目前推荐对所有可疑乳腺癌的乳房肿块病灶进行穿刺诊断，明确病理结果后再决定进一步治疗方案。

良性乳腺肿瘤的肿块有什么特点

良性乳腺肿瘤多为单侧乳房单发性病变，但一侧乳房多发性肿瘤并不少见，如乳腺纤维腺瘤，有时甚至双侧乳房同时或先后出现单发或多发的肿瘤。以最常见的乳腺纤维腺瘤为例，良性肿瘤可发生于乳房的任何部位，但仍以外上象限为多；肿瘤直径多在 1～3 cm，也可见＞10 cm 者；肿瘤形状多规整，为圆形，质地中等到较韧，边界清楚，表面多光滑，可活动，触之有滑动感，无触痛。

(1) 在乳腺良性肿瘤中，最常见的是乳腺纤维腺瘤。该病以年轻女性多见，40 岁以上发病率低。肿瘤常为实性、质韧、有完整包膜、表面光滑、触摸有滑动感。一般无皮肤粘连，亦不引起乳头回缩。

(2) 导管内乳头状瘤，肿块常很小，不易扪及；稍大者可在乳晕周围扪及小结节，临床上以乳头溢液为主要症状。而乳腺小叶增生很少形成清晰的肿块，而以局部乳腺组织增厚为主，质地较韧，无包膜感，在月经来潮前常有胀痛。

(3) 其他良性肿瘤如错构瘤、脂肪瘤、乳腺神经纤维瘤和乳头腺瘤较为少见。而乳腺腺肌上皮瘤、平滑肌瘤、血管瘤、颗粒细胞瘤、纤维组织细胞瘤、良性血管外皮细胞瘤和淋巴管瘤则更少见。乳腺肿块亦是乳腺恶性肿瘤患者最常见的临床表现。

乳腺恶性肿瘤的肿块有什么特点

(1) 部位：以乳头为中心，画一条横线和一条竖线，两条线垂直将乳房分为 4 部分，分别称为外上象限、外下象限、内上象限、内下象限。以乳头为圆心，以乳晕外 2 cm 为半径画一个圆，圆内的部分称为中央区。临床研究发现，乳房外上象限是乳腺癌的好发部位，1/3 以上的乳腺癌原发于外上象限。其次是内上象限，而内下、外下象限较为少见。

(2) 数目：乳腺癌以单侧乳腺的单发肿块为多见，单侧多发肿块及原发双侧乳腺癌临床上并不多见。但随着肿瘤防治水平的提高，患者生存期不断延长，一侧乳腺癌术后，对侧乳腺发生第二个原发癌肿的机会将增多。

(3) 大小：乳房肿块的大小有明显的地区差异，这与民族习俗、医疗保健水平、当地女性普遍乳房大小等有关。早期乳腺癌的肿块一般较小，有时与小叶增生或一些良性病变不易区分。但即使很小的肿块有时也会累及乳腺悬韧带，而引起局部皮肤的凹陷或乳头回缩等症状，较易早期发现。以往因医疗保健水平较差，来就诊时，肿块往往较大。现今，随着乳腺自我检查的普及和普查工作的开展，临床上早期乳腺癌有所增多，小于 2 cm 的肿块比例明显增高。

(4) 形态和边界：乳腺癌一般为不规则的球形块，因其绝大多数呈浸润性生长，边界欠清；有的可呈扁平状，表面不光滑，有结节感。但需注意的是，肿块越小，上述症状越不明显，同时也有少数患者因为肿块向周围浸润的程度较轻，呈现膨胀性生长，表面较光滑、活动度较好、边界较清时，较难与良性肿瘤相区分，例如髓样癌和黏液腺癌，在病灶较小时往往呈膨胀性生长，与周围乳腺组织分界清楚，存在一个假性"包膜"，体检时肿块活动度非常大，常被误认为良性肿块。

（5）硬度：乳腺癌肿块大多为实质性，质地较硬，但富于细胞的髓样癌可稍软，甚至个别浸润性导管癌临床体检也可呈囊性，如囊性乳头状癌。少数肿块周围，有较多脂肪组织包裹触诊时有柔韧感。

（6）活动度：肿块较小时，活动度较大，但这种活动是肿块与其周围组织一起活动，与纤维腺瘤活动度不同。若肿瘤侵犯胸大肌筋膜，则活动度减弱；肿瘤进一步累及胸大肌，则活动消失。让患者双手叉腰挺胸使胸肌收缩，可见两侧乳腺明显不对称。晚期乳腺癌可侵及胸壁，则完全固定。

乳腺良性增生与乳房肿块如何区分

乳腺良性增生病是乳腺组织中常见的病变，多见于30～50岁，青春期及绝经后则少见。其病因主要与体内雌激素水平升高及雌、孕激素比例失调有关，表现为月经周期的乳腺实质过度增生而复归不全，在前一周期异常形态的基础上又发生下一周期的变化。该病在临床上的名称较多，如乳腺囊性病、乳腺囊性增生病、乳腺结构不良症、慢性乳腺病等，国内一般称此为乳腺增生症或简称为小叶增生。

乳腺良性增生病的病程从数周到数年不等，其在临床上主要可表现为两种形式：一种是显著性周期乳房疼痛：国外报道占乳痛症患者的40%，疼痛与月经周期有关，有时整个月经周期都有疼痛感，常无固定部位，月经来潮后疼痛缓解；可在乳房的外上象限触及结节感或局部增厚感，部分患者乳房疼痛可放射至上臂中部；该病在钼靶上没有特异性的表现；另一种则是非周期性疼痛：发病平均年龄为34岁，大约占乳痛症患者的27%，和显著性周期乳房疼痛不同，该疼痛往往有固定的位置，以单侧乳房的外上象限居多，两侧乳房同时疼痛较少，大多患者描述为“针刺感”、“牵拉感”或“烧灼感”，月经来潮后疼痛不缓解，在钼靶上亦无特异性表现。多数病例可根据典型的临床表现即可确诊；因肿块形成难与纤维腺瘤和乳腺癌相区别时，需结合必要的辅助检查进行诊断。

乳头溢液

出现乳头溢液后需要进行哪些检查

非哺乳期妇女出现乳头溢液与哪些疾病有关呢？乳头溢液可因多种乳腺疾病引起，也较易为患者注意，是临床上约10%的患者前来就诊的主要原因之一，在各种乳腺疾病的症状中，其发生率仅次于乳腺肿块和乳腺疼痛。另外，乳头溢液的性状也有不同，可有乳汁样溢液、脓性溢液、淡黄色溢液、血性溢液等。首发症状为乳头溢液的患者，属于乳腺癌的比例大约为5%，且多见于非常早期的乳腺癌，如导管内癌、乳头状癌等。乳腺癌患者的乳头溢液性质可呈血性、浆液性或水样，以血性溢液多见；但并非出现血性溢液就一定是乳腺癌。另外需要注意的是，如果血性溢液发生于绝经后的妇女，或伴有乳晕旁质硬的肿块，则需警惕乳腺癌的可能。

哪些疾病可以出现乳头溢液？不同乳腺疾病的乳头溢液特点是什么

乳头溢液按其物理性状可分为：血性、血清样、浆液性、水样、脓性、乳汁样等，其中浆液性、水样和乳汁样溢液较为常见，血性溢液只占溢液病例的10%。各种乳管炎症性疾病引起的乳头溢液常呈混浊脓性，患者多有乳房疼痛，并在月经前期疼痛加重。乳腺导管扩张症可数个导管同时有溢液，溢液多为清水样、黏液性或乳酪样，典型病例经乳腺周边向乳头方向用力挤压乳腺时可挤出黏稠液体有如挤牙膏状。乳腺导管内乳头状瘤病变多位于1～3级较大的乳管内，乳头溢液是最早出现的临床症状，溢液可为浆液性，因乳管内乳头状瘤瘤体松脆、血管丰富，易出血；常见浆液血性、陈旧血性或棕褐色溢液；多数因肿瘤较小而扪不到乳腺包块，少数可在乳晕区或稍外侧触及直径0.5～1.0 cm的质软结节，压之可有较多液体自乳头溢出。

乳腺癌乳头溢液的特点是什么

5%～10%乳腺癌患者伴有乳头溢液，但以乳头溢液为唯一症状仅为1%。溢液常为单管性，性状可以多种多样，如血性、浆液性、水样或无色。乳腺癌原发于大导管者或形态属导管内癌者合并乳头溢液较多见，如导管内乳头状瘤恶变、乳头湿疹样癌等均可以有乳头溢液。值得注意的是，尽管多数人认为乳腺癌甚少伴发乳头溢液，而且即使出现溢液都几乎在出现肿块之后或同时出现，不伴肿块者甚少考虑为癌。但近来研究表明,乳头溢液是某些乳腺癌,特别是导管内癌较早期的临床表现,而且在未形成明显肿块之前即可单独存在。

导管内乳头状瘤是较多发生乳头溢液的疾病,占全部乳头溢液病变的首位,其中又以乳晕区导管内乳头状瘤多见,可单发或多发,年龄分布在18～80岁不等,主要以30～50岁多见。肿瘤直径0.3～3.0 cm不等,平均1.0 cm,大于3.0 cm常为恶性可能。溢液性质多为血性或浆液性,其他少见。一般认为发生于大导管的乳头状瘤多为单发,甚少癌变,而中小导管者则常为多发,可见癌变。两者为同类病变,只是发生部位、生长过程不同而已。

囊性增生病虽非肿瘤,但却是乳腺组织最常见的良性病变,多见于40岁左右,绝经后少见。其中,囊肿、乳管上皮增生、乳头状瘤病三种病理改变是其溢液的基础。性质多为浆液性,本病合并溢液只占5%。

乳房皮肤改变

乳腺肿瘤的皮肤改变有哪些

乳腺肿瘤引起的皮肤改变,与肿瘤的部位、深浅和侵犯程度有关,通常有以下几种表现:

(1)皮肤粘连:乳腺位于深浅两筋膜之间,浅筋膜的浅层与皮肤相连,深层附于胸大肌浅面。浅筋膜在乳腺组织内形成小叶间隔,即乳房悬韧带。当肿瘤侵及这些韧带时,可使之收缩、变短、牵拉皮肤形成凹陷,状如酒窝,故称"酒窝征”。当肿瘤较小时，可引起极轻微的皮肤粘连，不易察觉。此时，需在较好的采光条件下，轻托患乳，使其表面张力增大，在移动乳房时多可见肿瘤表面皮肤有乳腺癌早期症状轻微牵拉、凹陷等现象。如有此症状者应警惕乳腺癌可能，良性肿瘤很少有此症状。

(2) 皮肤浅表静脉曲张：肿瘤体积较大或生长较快时，可使其表面皮肤变得菲薄，其下浅表血管，静脉常可曲张，在液晶热图和红外线扫描时更为清晰。常见于乳腺巨纤维腺瘤和分叶状囊肉瘤，在急性炎症期、妊娠期、哺乳期的肿瘤也常有浅表静脉曲张。

(3) 皮肤发红：急、慢性乳腺炎时，乳腺皮肤可有红肿。但在乳腺癌中，主要见于炎性乳腺癌，由于其皮下淋巴管全为癌栓所占，可引起癌性淋巴管炎，此时皮肤颜色淡红到深红，开始比较局限，不久扩展至大部分乳房皮肤，同时伴皮肤水肿、增厚、皮肤温度升高等。

(4) 橘皮征：这是乳腺癌最具有特征性的一种皮肤改变征象。乳房的皮肤下有很多淋巴管，随着乳腺癌的发展，癌细胞可以阻塞这些淋巴管，使得淋巴管内的回流受阻，就如同水管被堵塞一样，淋巴管内淋巴液积聚，使皮肤变厚，毛囊口扩大、深陷就如同我们日常见到的橘皮一般，因此被称作“橘皮样变”。在肥胖，下垂的乳房常见其外下方有轻度皮肤水肿，如双侧对称，乃因局部循环障碍所致；如为单侧，则要慎重，提防癌瘤可能。

(5) 酒窝征：顾名思义，是乳房皮肤出现如同“酒窝”一样的变化。我们知道乳腺组织的表面及其深面包裹着一层既薄又白的包膜，它们通过许多短小的韧带使乳房组织悬挂在胸壁上，我们把这些韧带称为“乳房悬韧带((库柏 Cooper)韧带)”。当肿瘤侵犯到这些韧带时，就可以使这种韧带变短，牵拉乳房皮肤形成凹陷，出现我们所谓的“酒窝征”。

(6) 皮肤溃疡：晚期乳腺癌尚可直接侵犯皮肤引起溃疡，若合并细菌感染，气味难闻。癌细胞若浸润到皮内并生长，可在主病灶的周围皮肤形成散在的硬质结节，即“皮肤卫星结节”。

乳腺癌的乳头改变有哪些表现

乳腺癌患者可表现为乳头糜烂或乳头回缩等乳头异常改变。

(1) 乳头糜烂：乳房 Paget 病最早期的临床表现是乳头乳晕区持续刺痛、瘙痒，进而出现典型的表现如乳头红斑、皮肤湿疹、结痂等，揭去痂皮后可见鲜红色肉芽面及少量渗出物，若不加以治疗，则病变累及乳晕及乳腺大部分皮肤，出现皮肤破坏、溃疡形成，可伴渗出或乳头溢液，病变向深处进展，乳头可出现内陷、破坏，甚至消失。部分患者也可先出现乳腺肿块，然后出现乳头病变。乳腺肿块不是乳房 Paget 病的典型临床表现，可位于乳腺的中央或四周，但若触及肿块，常提示合并有乳腺癌。因其早期表现与皮肤湿疹较为相似，患者很容易误认为是湿疹，而延误治疗。

一般而言，乳房 Paget 病多位于单侧，若病变为双侧，则倾向于诊断湿疹；乳房 Paget 病常累及乳头及乳晕，可有乳头凹陷，若皮肤病变局限于乳晕区而乳头正常，则湿疹的可能性较大，但确诊仍需要细胞学或组织学检查。另一种可能导致乳头皮肤湿疹样改变的疾病是乳房原位鳞癌，这是一种皮肤恶性肿瘤，临床也可表现为局部皮肤红肿、糜烂与破溃等，同乳房 Paget 病有相似之处，可通过免疫组化研究确定细胞类型来加以鉴别。一般来说，如果针对乳头皮肤湿疹治疗 2 周未见好转,需要提高警惕,建议至乳房专科就诊。

(2) 乳头回缩:当肿瘤侵及乳头或乳晕下区时,乳腺的纤维组织和导管系统可因此而缩短,牵拉乳头,使其凹陷、偏向,甚至完全缩入乳晕后方,此时,患侧乳头常较健侧高。其可能出现在早期乳腺癌,但有时也是晚期体征,主要取决于肿瘤的生长部位。当肿瘤在乳头下或附近时,早期即可出现;若肿瘤位于乳腺深部组织中,距乳头较远时,出现这一体征通常已是晚期。当然,乳头回缩、凹陷并非均是恶性病变,部分可因先天发育不良造成或慢性炎症引起,此时,乳头可用手指牵出,非固定。

乳房疼痛

乳房疼痛可能与哪些乳腺疾病有关

乳腺良性疾病在妇女中十分常见,而且 90%与乳腺相关的临床症状是由乳腺良性疾病所致,乳房疼痛是女性就诊最为常见的原因,其疼痛的表现不一,可见于多种乳腺疾病,但疼痛并不是乳腺恶性肿瘤的常见症状。乳腺增生症是乳腺良性疾病中一个大类,其主要临床表现即为乳房疼痛。乳腺恶性肿瘤通常表现为无痛性病变。在早期乳腺癌中,偶有以疼痛为唯一症状的,可为钝痛或牵拉感,侧卧时尤甚。有研究显示,绝经后女性出现乳腺疼痛并伴有腺体增厚者,乳腺癌检出率将增高。当然,肿瘤伴有炎症时可以有胀痛或压痛。晚期肿瘤若侵及神经或腋淋巴结肿大压迫或侵犯臂丛神经时可有肩部胀痛。

良性病变所致的乳房疼痛，可分为：① 显著性周期乳房疼痛；占乳痛症患者的 40%，疼痛与月经周期有关，有时整个月经周期都有疼痛感，常无固定部位，月经来潮后疼痛缓解；因为大多数患者的经期前会经历 2～3 天的乳房闷胀或触痛，为区别正常的乳腺生理性变化过程，显著性周期乳房疼痛定义为 1 个月经周期中，乳房疼痛症状持续大于 7 天或者乳房剧烈疼痛；在临床上绝大多数显著性周期乳房疼痛患者可在乳房的外上象限触及结节感或局部增厚感，疼痛与结节具有相同的周期性变化；部分患者的乳房疼痛放射至上臂中部，提示可能与肋间臂神经有关；该疾病在钼靶上没有特异性的表现。② 非周期性乳房疼痛：发病平均年龄为 34 岁，大约占乳痛症患者的 27%，和显著性周期乳房疼痛不同，该疼痛往往有固定的位置，以单侧乳房的外上象限或乳晕下居多，两侧乳房同时疼痛较少，大多患者描述为“针刺感”、“牵拉感”或“烧灼感”，月经来潮后疼痛不缓解；临床上触及的结节感或局部增厚感较周期性乳房疼痛患者少见，大约占非周期性乳房疼痛患者的 54%。

出现乳房疼痛要进一步做哪些检查

乳房疼痛的患者一般常用“三联检查”，即触诊、影像学检查和病理活检。大于 35 岁的妇女影像学检查常常需要联合钼靶和 B 超检查。B 超检查对鉴别囊实性肿块非常有帮助，而钼靶在发现钙化灶和鉴别肿块性质方面有较大帮助；另外，由于 MRI 检查不受乳腺组织的影响，敏感性高，现已被越来越多地应用到乳腺疾病的诊断中来。如果以上检查仍不能排除乳腺癌，则应该进行穿刺活检，包括空芯针穿刺活检、细针穿刺细胞学检查等，必要时行手术活检。

乳房疼痛如何治疗

目前对乳腺小叶增生的治疗缺乏特别有效的药物。在乳腺小叶增生治疗之前，医师首先需详细询问病史和体格检查，确定乳房疼痛和结节的类型，如患者有明显的或孤立性的肿块，需根据乳房肿块的处理原则进行处理；如患者表现为全乳弥漫性结节或局部增厚感伴乳房疼痛，需采用每日乳痛调查图进行评估，以区别周期性乳房疼痛和非周期性乳房疼痛，在后者，需区分真正的非周期性乳房疼痛和其他原因引起的乳房疼痛。

对于大多数乳腺小叶增生乳房疼痛患者，进行相关检查排除乳腺癌之后，经医师解释其症状属于正常乳房的生理变化，消除其因担心患严重疾病的焦虑、紧张情绪之后，大约有85%的患者其乳房疼痛可自行缓解，无需治疗。另外，选择合适的文胸和低脂饮食可能对缓解乳房疼痛有帮助。对于小部分患者，经临床医师检查暂无恶性病变的情况，仍有乳房的显著性疼痛，需进行相应治疗。治疗乳房疼痛的有效药物有：达那唑(丹那唑)、他莫昔芬(三苯氧胺)、溴隐亭等。乳腺小叶增生本身无手术治疗的指征，手术治疗的目的主要是切除癌前期病变或避免乳腺癌的漏诊与误诊。

腋窝淋巴结肿大

哪些疾病可引起腋窝淋巴结肿大

对于临床上发现为腋窝肿块前来就诊的患者，首先需要明确腋窝肿块的来源。腋窝淋巴结、副乳、副乳疾病、脂肪疾病和皮肤疾病均可表现为腋窝肿块。在腋窝孤立肿大的淋巴结病例中，大多数为良性病变，如淋巴结炎、淋巴结结核等；腋窝淋巴结肿大且质硬、无痛，可能为恶性病变。在恶性病变中，以淋巴瘤最为常见；乳腺、呼吸、消化、泌尿生殖系统、甲状腺、皮肤癌及四肢躯干的恶性黑色素瘤、软组织肉瘤等，也可引起腋淋巴结肿大。在女性患者中，发生于腋窝淋巴结的恶性病变以乳腺癌转移多见，也有极少数患者存在隐匿性乳腺癌。

乳腺癌逐步发展，可侵及淋巴管，向其局部淋巴引流区转移，其中，最常见的淋巴转移部位是同侧腋窝淋巴结。淋巴结常由小逐步增大，淋巴结数目由少逐步增多，起初，肿大的淋巴结可以推动，最后相互融合、固定。肿大的淋巴结如果侵犯、压迫腋静脉常可使同侧上肢水肿；如侵及臂丛神经时引起肩部酸痛。

如果乳房内未及肿块，而以腋窝淋巴结肿大为第一症状而来就诊的比较少，临床需警惕隐匿性乳腺癌。当腋窝淋巴结肿大，病理证实是转移癌时，除仔细检查其淋巴引流区外，尚要排除肺和消化道的肿瘤。若病理提示是转移性腺癌，要注意“隐匿性乳腺癌”可能，进一步钼靶摄片和 MRI 检查有助于原发乳房疾病的诊断。淋巴结活检后需行激素受体测定，若阳性，即使各项检查都未能发现乳房内病灶，仍应考虑乳腺来源的肿瘤。

腋窝淋巴结肿大需要如何进一步检查

腋窝淋巴结肿大的女性患者，根据年龄、病史和查体资料进行综合分析高度怀疑为恶性病变且无明显原发征象时，可行腋窝肿大淋巴结切取或穿刺活检，行组织病理学检查，可初步鉴别淋巴瘤、恶性黑色素瘤及腺癌；如肿大淋巴结为转移性腺癌，需测雌激素受体(ER)、孕激素受体(PR)状态，然后重点对同侧乳房进行仔细体检及钼靶、B超和MRI检查，同时行胸部CT、甲状腺超声以及肿瘤标志物等检查，以排除甲状腺、呼吸、消化系统等部位的肿瘤。

了解一些乳腺疾病的常识

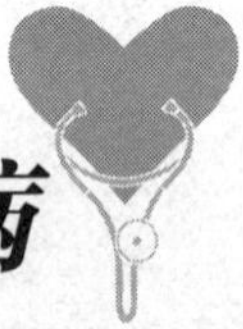

什么是乳腺增生

乳腺组织是性激素的靶器官，正常乳腺的生理变化周期是受到雌、孕激素及垂体激素所共同调控乳腺腺泡和导管周期性的增生及萎缩。所以有卵巢功能的妇女，乳腺在内分泌激素影响下，乳腺组织都有周期性增生复原的组织改变。在激素的作用下，乳腺腺泡细胞以及导管上皮细胞数量的增多，体积的增大称之为乳腺组织的增生。在增生期，有些人可能自觉乳房痛，或触到乳腺有些增厚，特别是经前更为明显，经期过后，上述症状就能自行消退，这些是生理性改变，不算是病，也不需治疗。

乳腺增生的病因有哪些

造成乳腺增生的原因非常复杂，专家们的看法到目前为止也不完全一致，但有两个因素是大家都比较认同的。

（1）一是内分泌紊乱：是什么原因导致内分泌激素紊乱呢？育龄期妇女的乳腺受卵巢内分泌所控制，一旦卵巢功能受到某种因素的影响，例如情绪不稳定、心情不舒、过度劳累、性生活不和谐、生活环境变迁，或者过食含有激素的滋补品和长期使用含有激素成分的化妆品等，均可影响人体内雌、孕激素分泌的比例失调或分泌节律紊乱而导致乳腺增生。内分泌紊乱的表现还有月经量过多或过少、经期不是很准确等。月经初潮年龄早、绝经年龄晚、肥胖、服用含雌激素的补品、进食含激素的食物等均为该疾病的易感因素。这些致病因素的本质均可归咎于雌激素分泌或摄入量过大以及刺激乳腺组织时间过长。

读者可能较难理解为何肥胖会成为乳腺囊性增生症的病因之一。由于肥胖常因进食过多含高热量的食物所致，如脂肪、油炸食品，这些高热量的食物会通过多个渠道干扰女性体内激素水平的平衡，如刺激卵巢过多分泌雌激素，从而导致乳腺组织受到过多雌激素的刺激而产生异常增生。

在豆类食品以及其衍生食品，如豆浆中含有植物雌激素，但这种雌激素与人体雌激素在结构上有所不同，其刺激乳腺组织增生的效能较人体雌激素低。在人体内植物雌激素将发挥类雌激素作用，这种作用犹如一把双刃剑。一方面植物雌激素可抑制人体本身雌激素的分泌，从而起到保护乳腺组织免受过多人体雌激素刺激的作用。但当植物雌激素摄入过多时，也可起到刺激乳腺组织增生的作用，故摄入豆类食物的总量必须控制。有营养学家指出，每日摄入 40 克(不到 1 两)左右的含植物雌激素的食物较为适宜。

(2) 另一个重要的因素就是精神因素：社会在不断进步，现代人的精神压力普遍很大，社会对每个人的要求都在提高，女性面临工作、人际关系、家庭等复杂状况，一些女性因而出现由精神因素引发的内分泌失调、自主神经紊乱、睡眠不好、脾气暴躁，这些都会对乳腺产生不良影响。也就是说，不良精神刺激导致的郁郁寡欢、孤独焦虑则是乳腺小叶增生的"催化剂"。现在生活好了，有高血压、高血糖病的人也增多，这也容易使女性出现内分泌失调，雌激素、黄体酮水平和腺体结构都出现一定程度的紊乱，主要与内分泌失调或精神情志有密切关系。长期的饮食结构不合理、不良的生活方式、心理压力过大，以及环境污染等，造成体质酸化，人体的功能下降，进而引起身体代谢循环变慢，大量有害物质沉积在体内无法排出，造成气血不畅、内分泌激素失调、月经失调等现象，因此而引起乳腺疾病。

乳腺增生有哪些类型

乳腺随卵巢的周期性活动而发生变化。按不同阶段和其病理形态，乳腺增生的分类是：单纯性小叶增生、囊性小叶增生和腺性小叶增生。

（1）单纯性小叶增生：是乳腺增生的早期阶段病变，和乳腺组织无明显界限，这时腺体导管增加，乳腺小叶数量增多，可摸到米粒样结节。

（2）囊性小叶增生：是单纯性小叶增生进一步发展，导管出现明显扩张而成囊状，囊内有分泌物积聚，病变内有小囊肿存在，触之有结节感。

（3）腺性小叶增生：进一步发展，可见小叶内导管和腺泡进一步增生，纤维组织也增生，小叶范围增大，轮廓不清，互相融合，乳房腺体增厚，局部有触痛。

乳腺增生是生理性还是病理性的

乳腺增生必须区分是生理性的还是病理性的。如果每次月经乳腺出现肿块，并有持续长短不一的疼痛，有的连续数月，也可长达数年。它在组织学上的改变包括腺泡、腺管或腺小叶周围纤维组织增生，这样的乳腺增生通常又称乳腺小叶增生。生理性乳腺增生大多可自愈，有的在妊娠、哺乳后症状完全消失，有的在绝经后1～2年后自愈。病理性的乳腺增生也称乳腺囊性增生，在组织学上有小乳管高度扩张而形成囊肿，乳管上皮细胞增生，多数中、小乳管可发生乳头状瘤。

哪些女性更容易患有乳腺增生呢

多见于25～40岁，月经不太规则、经量少、经期短、未婚、未育或未哺乳和哺乳不良的妇女。年龄比较大而未婚，未生育过孩子或哺过乳的女性及精神抑郁的女性更容易患这种疾病。

怎样诊断乳腺增生

1. 临床表现

乳腺囊性增生症常见于30～50岁绝经前女性，其常见的临床表现主要有两种：

(1) 乳房肿块：乳腺囊性增生症患者的乳房肿块常为囊性，可同时伴有乳头状瘤。囊性肿块可发生在单侧乳房或双侧乳房，可为单发也可为多发，肿块大小随月经周期有所变化，因为主要受到了月经周期前后激素变化的影响。经前患者可自觉乳房肿块有明显增大并伴有疼痛；体检时可及增生的腺体融合成片状，结节感，可无明显肿块。若腺体增生明显，可形成单发或多发的小囊肿，在体检时常因其质地柔软而无法触及；若形成的囊肿较大，囊肿为球形、张力较高的肿物，但由于其边界腺体增生丰富，体检时发现肿块的边界不清，但可推动，活动性较好，但若囊性肿块呈多发性，其活动性将受限。弥漫的增生结节或多发的囊性肿块通常沿着导管呈现阶段性分布，触诊时可感到融合成片的腺体表面有颗粒感，走向可沿导管分布。若合并乳头状瘤形成，可触乳房内实性肿块，同时可伴有乳头单管的溢液。

（2）乳房疼痛：乳腺囊性增生症的患者常有双乳胀痛，且胀痛十分有规律，通常与患者月经周期相关。有研究发现，乳房疼痛的女性患者，其黄体生成素（LH）及卵泡刺激素（FSH）水平较正常水平高。月经前，女性体内的激素水平显著上升，增生的囊性结节或囊肿常因激素水平的升高而膨胀，增加的囊肿表面的张力进而导致女性患者的双乳胀痛。经期过后，体内激素水平显著下降，腺体萎缩，囊肿表面的张力显著下降，患者的乳腺胀痛感自然显著下降。临床体检时，在患者乳房疼痛部位进行触诊，常可及增生的结节或囊肿，触诊时压迫可能造成患者疼痛加剧。若同时伴有乳头状瘤，在挤压乳头后可有乳头单管或多管的溢液，溢液颜色多为淡黄色浆液性。

2. 辅助检查

主要包括乳腺钼靶检查、彩色多普勒超声检查、磁共振成像（MRI）检查，以及病理学检查等。

3. 乳腺增生临床诊断标准

（1）临床上有一侧或双侧乳房出现单个或多个肿块，多数伴有周期性乳房疼痛，且多与情绪及月经周期有明显关系，一般月经来潮前 1 周左右症状加重，行经后肿块的疼痛明显减轻，且连续 3 个月不能自行缓解。

（2）排除生理性乳房疼痛。

（3）临床检查乳房可触及单个或多个大小不等的不规则结节、质韧，多位于外上方，结节与周围组织不粘连，可被推动，常有轻度触痛，腋下淋巴结不肿大。

（4）利用钼靶 X 线、B 超、热象图等辅助检测手段，必要时做肿块针吸细胞学检查及局部活组织病理检查以排除乳腺癌、乳腺纤维瘤等其他良性或恶性疾病。

乳腺增生会转变成乳腺癌吗

多年的长期随访研究表明，乳腺良性病变与乳腺癌的发生有着密切的关系。乳腺的良性病变从病理学角度可分为乳腺非增生性病变及增生性病变，后者又分为普通增生及不典型性增生两种。乳腺增生性病变在电镜下表现可分为3级：Ⅰ级为细胞超微结构与正常乳腺上皮细胞相似，属于普通增生性病变；Ⅱ级为细胞微绒毛结构紊乱，细胞器增多，细胞核形态变化，异染色质增多，核仁突出；Ⅲ级为细胞核结构不规则，异染色质明显增高，核仁进一步增大。Ⅱ级和Ⅲ级在研究中被认为是非典型增生。从电镜下的表现看来，乳腺良性增生的恶变是一个渐进的过程，非典型性的细胞是介于良性和恶性细胞之间的过渡细胞。

（1）乳腺非增生性病变：如乳房囊肿等。若病变表现为单纯性囊肿，临床上认为其恶变的概率极低，可予以随访。如为复杂性囊肿，恶变概率也很低，亦可予以随访，只是在某些情况下为与纤维腺瘤相鉴别可进行细针穿刺术。

（2）乳腺普通增生性病变：如腺管样腺病、乳头状瘤、乳头状瘤病（多发的乳头状瘤）等。根据国外研究，普通增生性病变发生恶变的概率为非增生性病变恶变概率的1.9倍。但乳头状瘤病恶变概率较高，与不典型性增生相似。故如果临床认为患者为单发的乳头状瘤或单纯的腺管样增生型腺病，可以予以随访；但若患者为多发的乳头状瘤，即乳头状瘤病，则须密切随访或直接进行皮下腺体切除以预防乳腺癌的发生。

（3）乳腺不典型性增生：在上述的乳腺增生的各种情况中，一旦出现细胞的异形性，则可列入不典型性增生病变。根据临床统计分析，不典型性增生病变恶变概率是非增生性病变的 5.3 倍，若患者同时伴有乳腺癌家族史，则该概率可上升 10 倍之多。故针对出现不典型性增生的患者，密切随访是必须的，或者可行皮下腺体切除进行预防。

影响乳腺囊性增生症恶变的因素有哪些

包括有乳腺癌家族史、月经状态和生育状况。

国外研究发现，具有非典型增生改变的良性病变中，有乳腺癌家族史的患者更易恶变。有明确家族史的乳腺囊性增生患者患乳腺癌的危险率仍高于无家族史的患者。具有非典型性增生的绝经前女性患乳腺癌的危险率高于绝经后女性，而无非典型性增生的增生型疾病发生恶变的危险率与绝经与否并无关系。

绝经后激素替代治疗会否影响乳腺囊性增生症恶变是另一个很受关注的问题。已有研究证实，激素替代治疗会提高乳腺癌的发病率，但不会提高乳腺增生性疾病的发病率。

生育年龄晚和生育次数少的女性较易患乳腺疾病。

有乳腺增生的女性如果同时具备下面几种情况就需要警惕了：一是出现乳腺增生的时间较长；二是增生的结节摸上去很多很明显；三是年龄在 40～60 岁之间癌症高发期；四是有家族史。如果兼有这几个因素，女性就应该特别注意身体的变化，免得危及健康。

为什么乳腺增生患者定期随访是关键

由于乳腺增生患者较无该病患者有相对增高的恶变概

率，故定期随访是这部分患者预防乳腺癌发生的重要手段。可根据影像学检查的分级决定随访的频率。影像学检查BI-RADS 3类的病变，可每6个月复查B超或钼靶；BI-RADS 4A类的病变虽然具备了手术切除的指征，仍可进行进一步的MRI检查排除恶性病变可能，并每3~6个月进行B超或钼靶检查，每年进行1次MRI检查；一旦发现BI-RADS 4B类及以上病变，则应进行手术切除活检。

何谓乳腺钙化灶

临床中，常常遇到患者因体检查钼靶发现乳腺钙化灶前来就诊。首先，我们来回答什么是钙化灶，为什么会出现钙化灶。

钙化灶是钙沉积在乳腺特定组织而形成的，质地类似石子或沙粒，原因很复杂，有分泌物引起钙沉积，细胞坏死后引起沉积等多种原因。对于大家更有意义的是钙化的含义。钼靶上的钙化的形态和分布是确定其含义的依据。

由于钙化灶常常由钼靶检查发现，故我们根据钼靶检查的BI-RADS分类来介绍针对各种不同钙化灶的处理。

BI-RADS全称是Breast Imaging Reporting and Data System(乳腺影像报告和数据系统)，是美国放射学会(ACR)于1992年制定第1版，2003年出版的第4版在原有的乳腺X线摄影的基础上首次增加了超声乳腺图像的BI-RADS分类内容。

0类：评估不完全，需要召回(recall)补充其他影像检查进一步评估或与前片比较。

1类：阴性。无良恶性改变发现。

2类：良性改变。建议定期随访。

3类：良性可能大，但需要缩短随访周期。这一类恶性的比例小于2%。经过连续2～3年的稳定可将原先的3类判读改为Ⅱ类判读（良性）。

4类：可疑异常，要考虑活检。这一类包括了一大类需临床干预的病变。这一类别恶性程度跨域较大，2%～94%，有经验的放射科医师还可根据其不同的恶性可能性对病变的印象再细分成Ⅳa（风险为2%～30%）、Ⅳb（风险为30%～60%）、Ⅳc（风险为60%～94%）3个亚类，平均恶性率约为30%。

5类：高度怀疑恶性，应立即采取适当措施（几乎肯定的恶性）。这一类病变检出恶性的可能性＞95%。

6类：已活检证实为恶性，应立即采取适当措施。

如上所述，乳腺增生性病变所发生的钙化灶常常为BI－RADS 3类至4A类，其中BI－RADS 4A类具备了手术切除的指征，但也可以密切随访或者进行MRI检查排除恶性病变可能。若钼靶认为钙化为BI－RADS 4B类以上，则须进行MRI检查以及手术活检排除恶性可能。

乳腺良性肿瘤有哪些

乳腺的良性肿瘤有乳腺纤维腺瘤、乳腺脂肪瘤、乳腺错构瘤、乳腺平滑肌瘤及乳腺淋巴管瘤，其中最为常见的是乳腺纤维腺瘤。

乳腺良性肿瘤会发生恶变吗？怎样随访

国外研究报道，单纯的纤维腺瘤属于无非典型增生的增生性病变，其恶变的危险性与普通型增生相比仅为1.9倍，故一般认为乳腺纤维腺瘤恶变概率极低。但注意特殊情况：一个是间质的纤维组织的恶变，纤维腺瘤由腺体和纤维组织组成，间质的恶变即非腺体组织的恶变，被称为叶状囊肉瘤，该恶性肿瘤在女性乳腺癌中占0.2%～1%，而纤维腺瘤是该恶性肿瘤最常见的来源。另一方面，当纤维腺瘤合并乳腺囊性增生症或者硬化性乳腺病，导管内乳头状瘤，以及一些上皮增生活跃甚至非典型增生时，其腺体出现恶变的危险性可升至3.1～5.3倍，即发生乳腺癌。如果乳腺纤维腺瘤患者同时具有非典型性增生以及乳腺癌家族史，其患乳腺癌的危险率可提高10倍之多。因此，对于未经手术切除的乳腺纤维腺瘤患者，仍需长期观察。对于肿块增大明显或较大肿块者，仍建议尽早手术切除。

至于其他的乳腺良性肿瘤，如乳腺脂肪瘤、错构瘤、平滑肌瘤，以及淋巴管瘤恶变概率极低。

由于乳腺良性肿瘤其本身很少恶变，故一般1年进行1次钼靶或B超检查即可，但若同时伴有乳腺囊性增生症，则应缩短随访间隔，约6个月进行1次钼靶或B超检查，必要时予以乳腺MRI检查。

乳腺癌的发病情况如何

乳腺癌是女性最常见的恶性肿瘤之一，也是一种严重影响妇女身心健康甚至危及生命的恶性肿瘤。乳腺癌常发生于40～65岁或绝经期前后的妇女，尤其是45～49岁和60～64岁的妇女发病率最高。

乳腺癌的发病率近年来有明显上升趋势，尤其在亚洲地区，随着生活水平的提高，妇女乳腺癌发病的增长趋势已明显高于欧美国家,成为上升幅度最大的地区之一。

在我国,2005 年乳腺癌发病率为 20.13/10 万,是中国女性发病第一位的恶性肿瘤,其死亡率 4.85/10 万。既往 40～65 岁是发病高峰年龄段,而现在 30～40 岁发病的人也很多,甚至 30 岁不到就罹患乳腺癌了,这在过去是很少见的。

为什么乳腺癌发病率上升这么快?首先,饮食因素可能会导致乳腺癌发病率上升。随着生活水平的提高,近年来人们高蛋白、高脂肪的荤菜吃得多了,肥胖问题成为困扰人们的一大隐患,我国乳腺癌的发病率也逐年增高,有向西方发达国家靠拢的趋势。其次,食品中激素含量增高也可能会增加发病风险。一些女性为保持青春,不适当地服用含激素的美容保健品,促使乳腺癌发病率上升。另外,许多女性因为求学、就业而过晚结婚和生育,甚至终身不生育以及生育后不采取母乳喂养,这类女性的乳腺癌发病率明显高于其他女性。除此之外,工作压力大、家庭不和睦、长期心情压抑、夫妻生活不和谐、人工流产多、吸烟喝酒多,也可能影响乳腺癌的发病率。随着医疗水平的日益提高,各种检查方法如 B 超、钼靶、磁共振检查等对乳腺癌诊断的敏感程度得到了极大提高,乳腺癌尤其是早期乳腺癌的检出率也有了很大的提升。

我国女性对乳腺癌的认识及重视程度也有所提高,越来越多的人认识到疾病的早发现、早诊断、早治疗的重要性,加之对乳腺癌的防治教育和早期普查的开展,以及对乳腺癌综合治疗的推行,尽管近年来全世界大多数地区的乳腺癌发病率逐年增高,但是乳腺癌的死亡率却并未相应显著增高。

乳腺癌对女性有何危害

（1）机体损伤：少数乳腺癌患者可有不同程度的乳房触痛或乳头溢液。乳腺癌肿块生长速度比较迅速。可引起肿瘤表面皮肤凹陷，乳头偏向肿瘤所在的方向，乳头内陷等。而到乳腺癌晚期通过淋巴转移和远处转移可以并发其他一系列的症状。乳腺癌患者到中晚期可出现“肿瘤-食欲不振-恶病质综合征”。食欲不振既是恶病质的原因，又是恶病质的临床表现，患者会出现食欲不振、厌食、消瘦、乏力、贫血及发热等症状，严重者可发生生命危险。乳腺癌后期可出现淋巴转移，同侧腋窝淋巴结肿大，而且肿大的淋巴结数目不断增多，互相粘连成团，少数患者可出现对侧腋窝淋巴转移。乳腺癌后期还可以出现远处转移：乳腺癌会转移到肺部，出现胸痛、胸腔积液、气促等症状；脊椎转移可出现患处剧痛甚至截瘫等；肝转移可出现黄疸、肝肿大等。接受治疗的患者也可能出现一系列的并发症或不良反应，例如手术后出现上肢水肿、肌肉萎缩，皮肤出血、积液、坏死，放、化疗后出现恶心、呕吐、药物心脏毒性、皮炎、肺炎等。

（2）心理问题：从疾病确诊到手术，到辅助治疗，再到康复，每一位乳腺癌患者都经历着不同的心路历程，呈现出一系列的心理问题。

- 否认心理：很多患者在疾病诊疗初期对疾病不愿或不敢接受，抱有侥幸心理，希望是医师诊断错误、希望病理结果是良性，对后续治疗也犹豫不决。

- 愤怒心理：一些患者在被告知确诊为乳腺癌时会变得很愤怒，认为自己并没有做错什么：健康的饮食、定期锻炼、定期体检……为什么病魔还是不放过自己？

• 隐藏心理：对已患病的事实，很多患者初期表现为沉默、秘而不宣。特别是一些年轻患者，她们害怕亲人、朋友、同事疏远自己，也害怕失去更多发展机会，一方面要与疾病斗争，另一方面还要在他人面前掩饰内心，更增加了其心理负担。

• 矛盾心理：在与疾病抗争的过程中，乳腺癌患者常常会面临很多抉择，因此也会产生很多内心的矛盾和冲突。例如：需要去检查又害怕得到不好的消息；希望能保留乳房又担心肿瘤切除不彻底增加复发风险；希望得到家人的照顾又担心拖累他们……

• 焦虑恐惧：对疾病、治疗的恐惧，对家庭、事业及预后的担忧常常充斥在乳腺癌患者的整个诊疗阶段。生活状态的改变、疾病所带来的经济负担、治疗的不良反应……无时无刻不影响着她们。

• 悲观心理：患者对即将或已经发生的身体缺陷以及对工作、生活能力的担忧常会导致情绪不稳定。胸前的伤疤，肢体功能的受限，放、化疗的副作用，亲友的态度，病友的离去……时常会触动患者敏感的神经，容易削弱她们的意志，使她们失去生活的信心。

• 自责心理：一些患者常会觉得因为自己罹患乳腺癌而丧失了作为一个家庭照顾者的角色与功能，因没有及早重视疾病，不能很好地照顾子女，拖累家庭等而自责。

男性是否也会得乳腺癌

男性也会得乳腺癌吗？答案是肯定的。男性乳腺癌(MBC)的发病率较低，约占所有乳腺癌患者的 1%，每年因 MBC 死亡的患者不到癌症死亡患者的 1%。

既然男性也会患乳腺癌，那么自然就会有人关心，哪些男性容易患乳腺癌呢？是否与年龄有关呢？我们发现MBC可以发生于任何年龄，有报道显示，男性乳腺癌可发生于5岁儿童至93岁的老年人，其中位发病年龄为65～67岁，约比女性乳腺癌晚10年左右。MBC具体的发病因素目前尚不明确，但下列情形可能会增加男性患乳腺癌的风险：性激素水平异常、男性乳腺疾病史、胸壁放射治疗史、乳腺病家族史、肝病病史（如肝硬化），以及因前列腺增生长期服用雌激素等。

那男性乳腺癌的病理类型是否与女性乳腺癌相同？研究显示，MBC的病理类型基本与女性乳腺癌相同，约85%的患者为浸润性导管癌，7%～10%的患者为导管原位癌。其他特殊类型的MBC有黏液腺癌、髓样癌、乳头状癌及鳞癌等。但是，不同于女性乳腺癌的是，MBC患者激素受体的阳性率较高，雌激素受体（ER）阳性率约90%，孕激素受体（PR）阳性率约81%。

男性乳腺癌如何诊断与治疗

1. 诊断

MBC最常见的临床表现是无痛性肿块，与女性乳腺癌相似，肿块一般边界不清，质硬，最易发生于乳晕区，其次为乳腺外上象限，表现为双侧肿块的患者较为少见。MBC其他的临床征象还包括乳头血性溢液、乳头回缩、乳头或局部皮肤溃疡、肿块与皮肤或胸肌固定及腋窝淋巴结肿大等。空芯针穿刺或手术活检进行组织病理学诊断是MBC确诊的依据。男性乳腺癌要与男性乳房发育、乳腺脓肿及乳腺转移癌（其他部位原发肿瘤转移到乳腺）等鉴别。

2. 治疗

MBC 的治疗原则与女性乳腺癌相同，手术治疗是最主要的方法，其他还包括辅助化疗、放疗、内分泌以及靶向治疗。

如果乳腺癌未侵犯胸肌，手术方式应首选改良根治术。如果肿瘤已侵犯胸肌，则需采用根治术。由于男性的乳房体积较小，且肿块多位于乳头乳晕下，一般不提倡进行保乳手术。有研究表明，对于 MBC 患者进行前哨淋巴结活检也是可行的，但需要进一步更多的临床研究来确认。在女性乳腺癌患者中，辅助化疗可以减少患者的局部复发和远处转移，提高患者的生存率；鉴于其在女性乳腺癌治疗中的显著作用，辅助化疗也被推荐应用于 MBC 的治疗，首选含蒽环类药物或紫杉醇类药物的化疗方案。MBC 进行术后辅助放疗的适应证同女性乳腺癌患者，照射的范围也与同期女性乳腺癌患者相同。在术后辅助内分泌治疗方面，由于大部分 MBC 患者 ER 阳性，故大部分患者均需接受内分泌治疗。他莫昔芬通过与靶细胞 ER 的竞争性结合，阻断雌激素效应而发挥抗肿瘤作用，目前，5 年的他莫昔芬(TAM)治疗是 MBC 患者内分泌治疗的首选。在女性乳腺癌患者中，第三代芳香化酶抑制剂在绝经后激素阳性乳腺癌治疗中显示出较好的疗效，但是在男性乳腺癌患者中应用的数据较少，同时研究也显示其不能完全抑制体外雌激素的生成，临床不推荐首选第三代芳香化酶抑制剂的治疗。

3. 预后

MBC 患者中位发病年龄较高，且大多数患者不知男性也可患乳腺癌，使疾病发现时已较晚，MBC 患者整体病情较女性乳腺癌患者偏晚期，预后较女性乳腺癌差。但是对于相同分期的患者,MBC与女性乳腺癌患者具有相似的预后。与女性乳腺癌类似,MBC重要的预后因素包括肿瘤的分期、病理类型、肿瘤大小以及腋窝淋巴结的转移情况。有研究表明,淋巴结阴性MBC患者的10年生存率为84%,1~3个淋巴结阳性的患者为44%,而3个以上淋巴结转移的患者则只有14%;另外,分期为Ⅰ期、Ⅱ期、Ⅲ期及Ⅳ期的MBC患者,其5年的生存率分别为100%、83%、60%和25%。由于MBC较少见,进行研究的入组患者例数较少,一些在女性乳腺癌中已得到肯定的预后因素在MBC中的预后作用仍未明确,还有待进一步研究确认。

乳腺癌的危险因素有哪些

乳腺癌的致病因素目前还没有定论,许多与乳腺癌的发生可能相关的因素叫做危险因素。乳腺癌发病为多种危险因素在一定条件下共同作用的结果,任何单一因素均不能视为乳腺癌的发病原因。下面简单介绍一下乳腺癌的危险因素。

(1)年龄因素:一般而言,乳腺癌发生的危险性随年龄的增大而增加,70岁乳腺癌的危险性是40岁的3倍,70岁乳腺癌年死亡率是40岁的5倍。50岁妇女随后10年诊断为乳腺癌的危险性是1/40;70岁的妇女是1/25;而90岁的妇女则为1/8。但年龄越大的老年女性死于其他原因的可能也越大,因此65岁以后乳腺癌的死亡率上升不明显。

(2)月经史:初潮年龄早是乳腺癌的危险因素之一,12岁之前初潮的女性患乳腺癌的危险性比13岁以后者增加4倍以上。随着绝经年龄的延迟,乳腺癌的危险性也会增加。

无论是初潮早还是绝经晚，实际上都是妇女的月经史延长，有资料表明，40 年以上月经史者发生乳腺癌的概率比 30 年以下月经史者增加 1 倍。

(3) 孕产史及哺乳史：第一次生产的年龄早可能降低乳腺癌的危险性，而且只有足月产才能发挥保护作用。有研究表明，初产年龄小于 18 岁，患乳腺癌的危险性约为初产年龄在 35 岁以上者的 1/3。生产次数多也是乳腺癌危险性的保护因素，产次在 4 次以上的女性乳腺癌发病率较低。哺乳时间长短是否直接影响乳腺癌的发生还不是很明确，泌乳超过 5 年可能会降低乳腺癌的危险性。

(4) 乳腺疾病史：某些乳腺良性疾病也会影响乳腺癌的发生。“非增生性”的良性疾病，如乳腺病、乳腺炎、乳腺导管扩张、乳腺囊肿及乳腺纤维腺瘤等不会增加乳腺癌的发病率；而“增生性”病变会使乳腺癌的危险性增加，尤其是伴有小叶或导管的不典型增生，可以使发生乳腺癌的风险升高 4～5 倍。乳腺小叶原位癌是一种癌前病变，也是乳腺癌的一个高危因素。妇女在诊断小叶原位癌后乳腺癌的发病率每年约增加 1%，相对危险性是普通女性的 7～12 倍。一侧乳腺癌的妇女另一侧乳腺癌的危险性增加 3～4 倍，每年的危险性增加 0.5%～0.7%。

(5) 遗传因素：有研究发现，一级亲属患乳腺癌或卵巢癌的妇女发生乳腺癌的危险性较无家族史者高 2～3 倍，若有一级亲属患双侧乳腺癌，自身乳腺癌的相对危险性较前更高。有 5%～10% 的乳腺癌是由某种遗传基因突变引起，BRCA1 及 BRCA2 基因突变与乳腺癌的发生有密切关系。

(6) 内源性因素：乳腺癌的发生发展与体内雌激素水平密切相关，是一种雌激素依赖性肿瘤。绝经后妇女中乳腺癌患者体内总雌激素水平较健康女性高15%～24%。绝经前妇女的相关研究较少，但也有前瞻性试验证实内源性雌激素与绝经前妇女乳腺癌发病危险的相关性。

（7）外源性因素：口服避孕药对于普通女性来说不是乳腺癌的危险因素。绝经后激素替代治疗与乳腺癌的关系还存在争议。一般认为，长时间激素替代治疗（≥5年）及雌、孕激素联合应用会使乳腺癌的危险性增加。

（8）电离辐射：乳腺是对电离辐射致癌活性较敏感的组织。年轻时乳腺组织细胞有丝分裂活动频繁，对电离辐射致癌效应最敏感，长期大剂量接受电离辐射可能使乳腺癌的危险性增加。

（9）不健康的饮食习惯：高脂肪饮食者乳腺癌危险性可能会增加。有研究发现，全饮食谱中肉类、煎蛋、黄油、奶酪、谷物、甜食及动物脂肪等可增加乳腺癌危险性，而减少乳腺癌危险性的食物有绿色蔬菜、水果、鲜鱼和乳制品。

乳腺癌有哪些主要表现

（1）没有症状：有些乳腺癌没有任何症状，既没有疼痛也摸不到肿块。如果不做乳腺专业检查往往不能发现，而造成漏诊。在无任何症状的早期查出乳腺癌是最有价值的。因为早发现、早治疗可以大大降低死亡率，保留乳房，治疗简单，费用低。

（2）乳腺疼痛：乳腺疼痛虽可见于多种乳腺疾病，但疼痛并不是乳腺肿瘤的常见症状，不论良性或恶性乳腺肿瘤通常总是无痛的。在早期乳腺癌中，偶有以疼痛为唯一症状的，可为钝痛或牵拉感，侧卧时尤甚。有研究显示，绝经后女性出现乳腺疼痛并伴有腺体增厚者，乳腺癌检出率将增高。当然，肿瘤伴有炎症时可以有胀痛或压痛。晚期肿瘤若侵及神经或腋窝淋巴结肿大压迫或侵犯臂丛神经时可有肩部胀痛。

(3) 肿块：乳房肿块是很多乳腺癌患者的首发症状，约有 90%的患者是因为发现乳房肿块而就诊并被诊断为乳腺癌，而且大多数是在无意中(如洗澡、更衣时)发现的。相比乳腺小叶增生、乳腺纤维腺瘤等良性疾病的肿块，乳腺癌的肿块多表现为无痛性、单侧、单发并呈进行性增大，偶尔也表现为多发肿块。在形态上，一般为扁圆形、椭圆形或不规则形的肿块，质地较硬、表面不规则、与周围组织分界不清楚，在乳房内不易被推动的肿块也提示是乳腺癌。当然，早期较小的肿块也可以不出现上述特点，同时也有少数患者因为肿块向周围浸润的程度较轻，呈现膨胀性生长，表面较光滑、活动度较好、边界较清时，较难与良性肿瘤相区分。

(4) 皮肤改变：乳腺癌也可以引起乳房皮肤的多种变化，其中最常见的是“酒窝征”、“橘皮样变”以及皮肤浅静脉怒张。顾名思义，“酒窝征”就是乳房皮肤出现如同“酒窝”一样的变化。当肿瘤侵犯到 Cooper 韧带时，就可以使韧带变短，牵拉乳房皮肤形成凹陷，出现所谓的“酒窝征”。随着乳腺癌的发展，癌细胞可以阻塞淋巴管，使得淋巴管内的回流受阻，就如同水管被堵塞一样，淋巴管内淋巴液积聚，使皮肤变厚，毛囊口扩大、深陷就形成我们日常见到的橘皮外观，因此被称作“橘皮样变”。此外，部分肿瘤生长较快，膨胀的瘤体使肿瘤表面皮肤变得菲薄，而皮肤下面较浅的静脉血管因回流受阻出现怒张。进一步发展可致局部皮肤破溃，若合并细菌感染时，常伴有恶臭，并容易出血。当癌细胞继续浸润，并侵入皮内生长时，可在病灶的周围皮肤形成散在的硬质结节，称为“皮肤卫星结节”。这些皮肤的改变，临床上往往提示乳腺癌，需要引起患者以及临床医师的重视。

（5）乳头、乳晕改变：邻近乳头、乳晕或侵犯到乳头和乳晕下区的乳腺癌病灶常侵犯乳腺的纤维组织和导管系统而使其缩短，牵拉乳头，患者可出现乳头偏向、回缩甚至凹陷，双侧乳头出现不对称现象。这种改变可以出现在乳腺癌的早期阶段，也可以出现在晚期阶段，取决于肿瘤的生长部位。当肿瘤位于乳头下方或者靠近乳头处时，早期即可出现乳头的改变；但若肿瘤位于乳房的深部或者距离乳头较远的部位时，出现这些症状的时间通常较晚。另外，某些良性乳腺疾病累及乳头、乳晕时，也可使乳头回缩凹陷。乳头湿疹样癌(Paget 病)作为一种特殊类型的乳腺癌，常表现为乳头瘙痒、烧灼感，随着病情的发展，可出现乳头和乳晕的皮肤变粗糙、糜烂如湿疹样，进而形成溃疡，有时覆盖黄褐色鳞屑样痂皮。患者很容易误认为是湿疹，而延误治疗。

（6）乳头溢液：乳头溢液是乳腺疾病常见的症状之一，大约 10%的妇女在常规健康检查时可以发现有乳头溢液。出现乳头溢液的原因很多，有生理性的也有病理性的。如妊娠中晚期，有些孕妇可以从双乳挤出少量清淡的初乳或血性溢液；女性进入更年期后，由于内分泌紊乱部分女性会分泌少量乳汁。另外，乳头溢液的性状也有不同，可有乳汁样溢液、脓性溢液、淡黄色溢液、血性溢液等。首发症状为乳头溢液的患者，属于乳腺癌的比例大约为 5%，且多见于导管内癌、乳头状癌等。乳腺癌患者的乳头溢液性质可呈血性、浆液性或水样，以血性溢液多见；但并非出现血性溢液就一定是乳腺癌。另外需要注意的是，如果血性溢液发生在绝经后的妇女，或伴有乳晕旁质硬的肿块，则需警惕乳腺癌的可能。对于乳头溢液患者，伴发下列因素有可能提示是乳腺癌，需要进一步检查：年龄 40 岁以上，特别是 59 岁以上；血性乳头溢液；单侧或单一导管溢液；患者有症状或可触及肿块。

（7）腋窝淋巴结肿大：乳腺大部分的淋巴液回流至腋窝淋巴结，乳腺癌沿淋巴管转移可以引起腋窝淋巴结肿大。腋窝淋巴结肿大作为乳腺癌的首发症状少见，一般表现为同侧腋窝淋巴结的肿大，最初是无痛、质硬的肿块，数目较少，可被推动；随着疾病的进展，肿大的淋巴结数目可增多并相互融合成团，并与皮肤或腋窝深部组织粘连而固定，不易被推动。但在乳腺癌诊断之前，我们需排除淋巴瘤、局部脂肪肉瘤等原发恶性肿瘤以及上肢、肩背、胸部、甲状腺、消化系统等其他部位恶性肿瘤转移所致。因此，对于原因不明的腋窝淋巴结肿大患者，需要及时就诊，接受必要的系统检查，明确具体疾病的性质，进行有效的治疗。

（8）晚期乳腺癌的表现：晚期乳腺癌可发生对侧腋窝，对侧锁骨上、下以及纵隔淋巴结的转移，也可发生肺、肝、骨、脑等器官的转移。乳腺癌发生肺转移时，可出现胸痛、胸腔积液、干咳、痰中带血、呼吸困难、声音嘶哑等症状；骨盆、肋骨、椎骨、股骨是乳腺癌最常见的骨转移部位，发生骨转移时早期多无明显症状，有时仅表现为轻微的疼痛，晚期可产生剧烈疼痛、病理性骨折等症状。晚期乳腺癌出现疼痛症状，常常提示肿瘤直接侵犯神经所致。

乳腺癌好发于哪些部位

以乳头为中心，将乳房画一个“十”字，分为外上、内上、外下、内下象限和乳头乳晕区共 5 个区域。乳腺癌的好发部位是乳房外上象限，这是由于外上象限另有腋尾区，所含腺体较多的缘故。据有关资料统计，乳腺癌约有60%发生于外上象限；12%发生于乳头乳晕区；12%发生于内上象限；10%发生于外下象限；6%发生于内下象限。肿块累及全乳，占满全乳房者较少。乳腺癌以单侧单发肿瘤居多，但单侧多发肿瘤或原发双侧乳腺癌临床也常有发生。从组织学上看，湿疹样癌(Paget 病)好发于乳晕和乳头部位；导管内乳头状瘤和腺癌，其肿块常位于乳晕区；硬癌、单纯癌和髓样癌，则常在乳腺的边缘部位。

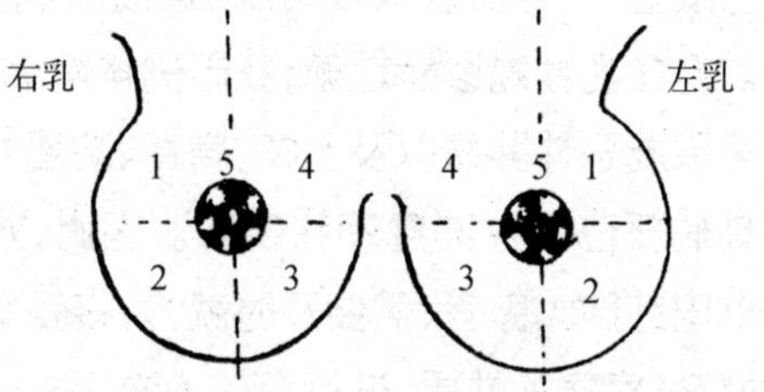

1. 外上象限(60%)　2. 外下象限(10%)
3. 内下象限(6%)　4. 内上象限(12%)
5. 乳头乳晕区(12%)

乳腺癌都可以触及乳腺肿块吗

乳房肿块是很多乳腺癌患者的首发症状，约有90%的患者是因为发现乳房肿块而就诊的并被诊断为乳腺癌的，但亦有一些乳腺癌患者在乳腺内无可触及乳腺肿块，如临床上有种较少见的特殊类型乳腺癌称隐匿性乳腺癌(OBC)。

一般平常讲的乳腺癌指的是能够在乳房内找到恶性肿瘤细胞的，而对于隐匿性乳腺癌患者，不仅乳腺内无可触及的肿块，即使行乳房全切术之后，大约30%的此病患者在乳房内连恶性肿瘤细胞都无法找到。隐匿性乳腺癌患者就诊时首要症状仅为腋窝发现一肿块，而乳腺无可触及的肿块，临床体检和影像学检查均不能发现乳房内的原发病灶，而多数患者此时腋窝淋巴结已经存在乳腺癌细胞转移。因此，医师也需与患者充分沟通，避免术后由于在乳房内找不到恶性肿瘤细胞，后悔手术白做了或者“冤枉”医师把乳房切除了。

但是，并非所有腋窝肿块都一定为恶性肿块，在腋窝孤立肿大的淋巴结病变中，大多数为良性病变；但如果腋窝淋巴结较大且质硬、无痛，则可能为恶性病变。在恶性病变中，以淋巴瘤最为常见；乳腺、呼吸道、消化道、泌尿生殖道、甲状腺、皮肤癌以及四肢躯干的恶性黑色素瘤、软组织肉瘤等，也可引起腋窝淋巴结肿大。但在女性患者中，发生于腋窝淋巴结的恶性病变以乳腺癌转移较为多见，我们需要进行一系列检查，排除其他的疾病后，才能诊断为隐匿性乳腺癌。

因此，临床上对于腋窝淋巴结肿大的女性患者，怀疑为恶性病变且无明显原发征象时，首先需行腋窝肿大淋巴结细针穿刺，初步判定腋窝淋巴结的性质；之后需进一步行空芯针穿刺或手术切取活检，行组织病理学检查，并进行包括雌激素受体(ER)、孕激素受体(PR)、人表皮生长因子受体2(HER－2)等病理指标的检测；隐匿性乳腺癌的发病率受影像学诊断技术发展的影响，一般占新发乳腺癌的比例为0.3%～0.8%，发病年龄与一般乳腺癌相同。

乳腺癌改良根治术是OBC经典的手术治疗方式，除了乳腺癌改良根治术以外，国外研究报道的治疗方式还包括乳房外上象限切除加腋窝淋巴结清扫术、腋窝淋巴结清扫加全乳放疗等，但是由于OBC发病率较低，不能开展前瞻性的临床研究来判断这些手术方式具体的优劣，在采取这些手术方式的同时，医师也要告知患者在术后存在一定的复发风险。

另外，有一种特殊类型乳腺癌称乳房 Paget 病，也称乳房湿疹样癌，是一种临床较为少见的、预后较好的皮肤恶性肿瘤，表皮内存在透明胞质的 Paget 细胞为其特征病理表现。临床发现 53%的该病患者亦不可在乳房内发现肿块，仅表现为乳头乳晕区湿疹样变。乳房 Paget 病临床表现包括：乳头红斑、皮肤湿疹、结痂等，若不加以及时治疗，病变可进一步累及乳晕及乳房的大部分皮肤，出现皮肤坏死渗出、溃疡形成，部分患者可伴有乳头溢液；当病变向深处发展时，患者可出现乳头内陷、破坏，甚至消失。所以，对于乳头皮肤瘙痒的患者，除了到皮肤科就诊外，还建议患者接受进一步的乳腺专科检查，以早期发现是否患有乳房 Paget 病，从而进行早期治疗。

乳房长湿疹与乳腺癌有关系吗

乳房湿疹是皮肤的一种非特异性过敏性炎症，原因复杂，与机体的过敏体质有密切关系。但以哺乳期的妇女最常见，这可能与婴儿吮吸乳头、乳汁等刺激有关。患者多为过敏体质，常有过敏性疾病病史。授乳、婴儿的吮吸、局部的过分潮湿、过多使用肥皂等局部刺激，常可诱发乳头及附近皮肤的过敏性反应，而出现乳房湿疹。乳房湿疹病变多为双侧性，亦可为单侧性。发生于乳头及乳晕处，特别是乳房下部，有时累及乳头周围皮肤，常常反复发作而转成慢性。

但我们之前有提到过，有一种特殊类型乳腺癌称乳房 Paget 病，部分患者临床表现仅为乳头乳晕区湿疹样变。

临床上有较多 Paget 病患者被误诊为乳房湿疹，那么我们怎么区分乳房湿疹与乳房 Paget 病呢？

乳房湿疹通常表现为双侧对称的聚集性水疱或糜烂、结痂，边界不清，且病变局限于乳房乳晕区，而乳头无相应病变，临床按湿疹进行相应治疗，可以治愈；但是，乳房 Paget 病患者，绝大多数病变位于单侧，起病较隐匿，发病年龄较大，50 岁前后多见。湿疹样皮损可反复发生，迁延不愈，持续较长时间后病变可逐渐扩大，最后可弥漫分布于整个乳头乳晕区，甚至有溃疡形成与乳头的溃烂或消失。

因此，对于一些年龄偏大（＞50 岁）的女性，突然出现单侧的乳头乳晕区湿疹样改变，甚至有溃疡形成与乳头的溃烂或消失，临床按湿疹治疗久治不愈，我们得警惕乳房 Paget 病的发生，及时前往乳腺专科就诊。

对于乳房 Paget 病患者，应检查有无合并乳房肿块。我们发现 47％的患者伴有乳房肿块，53％的患者不伴有乳房肿块。对于不伴乳房肿块的 Paget 病，若病变局限于乳头乳晕附近，可以实行保乳手术，即乳头乳晕复合体的锥形切除术。若患者实行保乳手术后切缘阳性，则应接受全乳房切除术加术后放疗。对于合并乳房肿块的 Paget 病患者，细胞学或病理学检查证实为浸润性乳腺癌，需按照乳腺癌的治疗原则行根治术、改良根治术或全乳房切除术等，术后辅以放疗、化疗或内分泌治疗。

目前认为乳房 Paget 病预后与其浸润程度、是否伴有其他类型乳腺癌、腋窝淋巴结有否转移有关。不伴有乳腺癌或只伴有乳腺导管内癌、腋窝淋巴结阴性的患者预后较好。

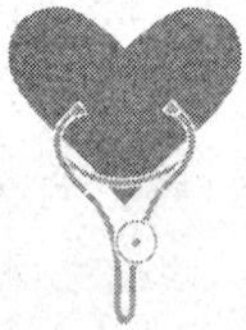

乳腺疾病的检查和诊断方法

姓名 Name ________ 性别 Sex ____ 年龄 Age ________

住址 Address ________________

电话 Tel ________________

住院号 Hospitalization Number ________________

X 光号 X-ray Number ________________

CT 或 MRI 号 CT or MRI Number ________________

药物过敏史 History of Drug Allergy ________________

乳腺疾病的检查

怎样做乳房自我检查

现在多数的乳腺疾病都是患者在洗浴、穿衣时无意间发现乳房的异常而主动就诊的。如果能加强女性日常的自身检查，掌握正确的自我检查的方法，将极大提高恶性病变的检出率。

1. 正确观察乳房

（1）站在一个光线充足的大镜子前，先把衣服退至腰部。两臂自然下垂，仔细观察双侧乳房的大小、形状、位置及对称性，看是否有局部皮肤的皱起、凹陷、溃疡及变色。再检查双侧乳头，是否位于同一水平，再分别仔细观察每个乳头是否有破溃和凹陷等异常。

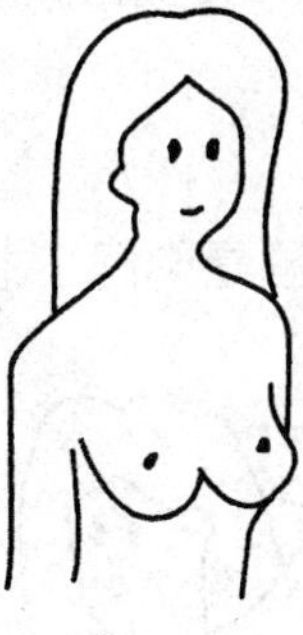

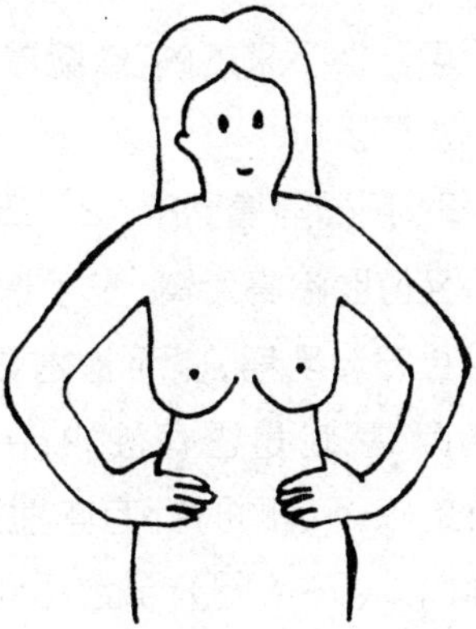

（2）将双手掌撑在臀部使劲向下压，以使乳房后方的胸肌绷紧，并转动身体便于清晰地检查乳房的外部变化。

(3) 在镜前弯腰，转动手臂和肘部，绷紧胸肌以便乳房向前下坠，观察乳房形状和轮廓的变化。

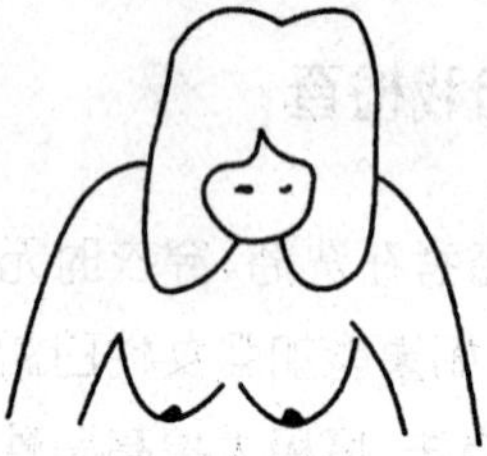

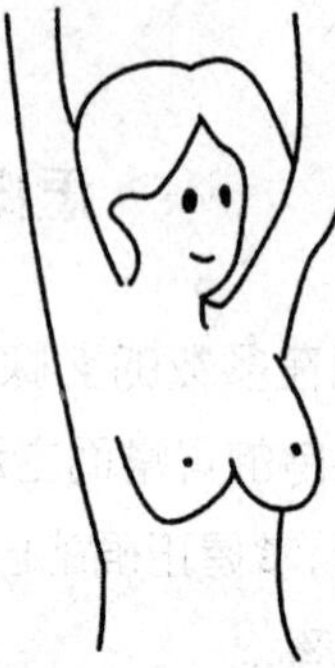

(4) 高举双臂，转动身体以观察乳房的外周部分。记住要查看乳房的边缘部位，这部分需要你用手托起乳房进行观察。

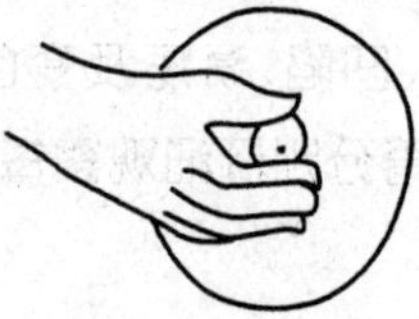

(5) 查看乳头是否有液体流出。用拇指和示指捏住乳头外围组织，向乳头方向牵拉，注意有无血性、乳汁性或淡黄色分泌物，并经常注意查看自己换下来的内衣、胸罩，在乳头相对的位置上有无血渍或水渍。

2. 正确触摸乳房

坐位时抬高手臂，左手指头并拢，特别是中间三指，仔细检查右边乳房，以手指指腹轻压乳房，感觉是否有硬块；由乳头开始做环状顺时针方向检查，逐渐向外(3～4 圈)，至全部乳房检查完为止。此外，要特别注意乳房外上 1/4 及腋窝处，进行地毯式的检查。手指要轻柔地触

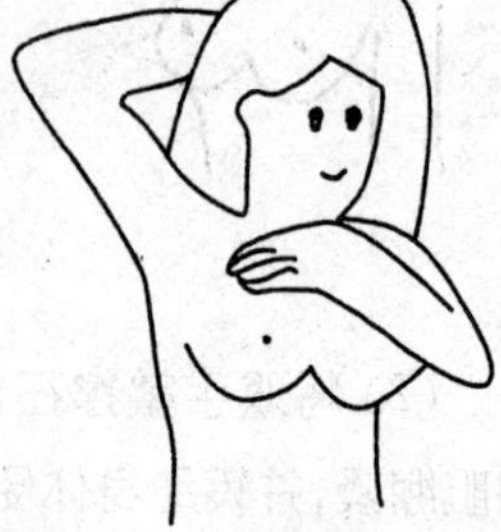

摸检查，切忌重按和抓捏乳房，否则容易把正常的乳腺组织当成肿块。用同样的方法感觉另一侧，也就是用你的右手检查你左边的乳房。

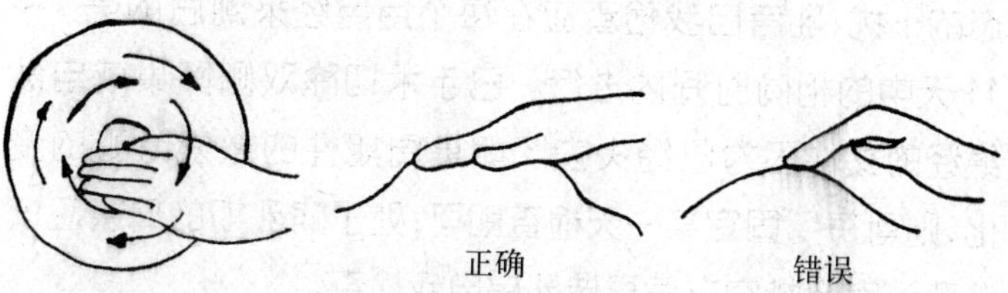

卧位时，身体平躺在床上，右肩下垫一只小枕头或折叠后的毛巾，因肩部垫高，乳房重心会往内侧移，使得乳房变得平扁易于检查。右手置于脑后，左手用指腹触摸检查右侧乳房，将乳房看成以乳头为中心的圆，一圈圈按压检查。按压力度要均匀，且按压时手指不要离开皮肤。沐浴时涂抹沐浴露后皮肤会变得光滑敏感，此时检查可让乳房的触摸检查更加顺畅。用同样的方法检查另一侧。

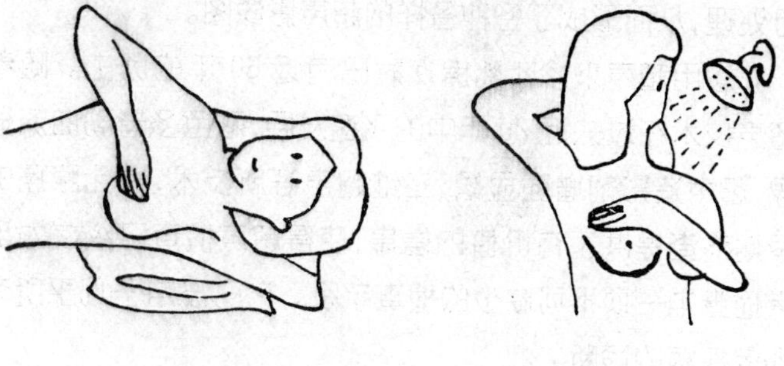

什么时候进行乳房自我检查才合适

首先，我们需要熟悉正常乳房的变化规律。青春期后经过一个较长时间的性激素刺激，乳房发育已基本稳定。尔后，乳房的状态随月经周期变化而变化：月经前乳房腺体充血增生达到高峰，组织增生肥厚，且伴有压痛和肿胀，此时检查不能反映乳房的真实情况；月经后1周内乳房渐渐恢复到最佳状态，乳腺组织复旧、松软，肿胀几乎消失，触痛最轻微。所以为了能便于对比，排除月经周期对乳房状态的干扰，乳房自我检查应在每个月月经来潮后的第7～11天中的相同时间内进行。已手术切除双侧卵巢或自然绝经的女性因为已经失去了卵巢周期性的激素分泌的变化，则可每月固定某一天检查即可；处于哺乳期的母亲应该在乳汁完全排空之后再做乳房自我检查。

何谓乳房超声检查

超声是指超过正常人耳所能听到的声波，频率在20 000 Hz以上。超声检查的原理是利用超声仪将超声波发射到体内，让其在体内传播，在经过不同组织时，会产生不同振幅的反射和折射，再利用超声探头对这些回声信号进行处理，从而形成了各种各样的超声影像图。

应用超声来诊断乳房疾病已有近60年的历史。随着超声技术在过去近20年中的飞速发展，彩色多普勒血流显像、超声造影剂增强显像、三维超声等新技术，为乳腺癌的早期检查提供了有价值的信息，使得超声检查已经成为乳房检查中一项不可缺少的检查手段。它已被用于几乎所有乳房疾病的诊断。

乳房超声检查有哪些优势

（1）乳房超声检查简单易行，用超声探头扫描乳房就可以完成检查。

（2）检查是无损伤、无痛苦，也不需要吃射线，检查时间也比较短，可以反复进行，尤其适合于妊娠期女性的乳房常规检查。

(3) 乳房超声探头是高频、高分辨率的，可以发现很小的如 3～5 mm 的隐匿性的微小病灶，可以有效地识别早期的乳腺癌；上海交通大学附属瑞金医院乳腺中心的超声探头则可以发现 2 mm 的微小病灶。

(4) 确定乳房肿块是囊性还是实性是超声检查的突出优势，超声对乳房囊肿的诊断准确率可以高达 95%，可以避免不必要的活检。

(5) 超声可以通过多角度全方位的扫描，全面分析病变的形态和性质，而且能够提供病灶的准确位置。

(6) 超声检查可以实时动态地显示图像，在医院乳房外科流行的麦默通(乳房微创手术)就离不开超声的实时动态引导。

(7) 除了一般的“黑白超声”外，“彩超”的应用也越来越广泛，可以通过彩色多普勒血流信号分析判断病灶内有没有不规则血流，从而鉴别乳房肿块是良性还是恶性。

(8) 东方女性的乳房腺体组织比西方女性小，且普遍较致密，有时即使有肿块也难以分辨，但是超声检查可以利用声波界面反射的差别而清晰显示病变，因此尤其适合致密乳房的检查。

哪些情况适合做乳房超声检查

(1) 当在乳房自我检查或体检摸到肿块时。

(2) 当乳房钼靶发现肿块，乳房密度逐渐增加或局限性不对称时。

(3) 当发现明显的乳头溢液，尤其是血性时。

(4) 当乳房出现炎性表现时，如红、肿、热、痛，需鉴别其为急性乳房炎、乳房脓肿还是炎性乳腺癌。

(5) 当临床上已经初步诊断为乳腺癌时，需要帮助了解癌肿是否为多灶性或多中心性的，同侧腋窝淋巴结是否转移，对侧乳房是否同时存在病灶。

(6) 当对局部进展性乳腺癌行术前采用新辅助化疗，为了观察是否有效时，通过超声观察病灶的变化情况。

(7) 协助了解术后是否有复发。

(8) 当怀疑乳房移植物（如隆胸后植入硅胶假体）有破裂和漏出时。

(9) 当需要进行介入性的操作（如空芯针穿刺活检）时，可以考虑超声引导下操作。

怎样读懂超声报告

首先我们来熟悉一下超声报告中的一个常用名词：回声，根据超声图像中不同灰阶将回声信号分为低回声、等回声、强回声和无回声。不同的回声类型有不同的意义：① 低回声，图像比较暗，在乳房增生结节、纤维腺瘤和乳腺癌病灶中常可出现；② 等回声，常见于正常乳房组织；③ 强回声，图像比较亮，常见于脂肪瘤病灶、钙化灶；④ 无回声，图像是黑色的，它代表液性的区域，主要见于囊肿或囊性增生病变。

1. 乳房超声检查的正常声像图

正常乳房由浅入深，可分为 5 层：皮肤、皮下脂肪、腺体层、乳房后间隙和胸壁。在超声显像中，皮肤呈一较薄的直带状稍强回声，光滑、整齐；皮下脂肪层呈低回声；腺体层由腺体腺叶和导管构成，年轻未生育女性的腺体层较厚，回声偏低，随年龄增加其回声渐增强变薄；乳房后间隙呈线状或带状弱回声，一般比较薄；胸壁肌层呈弱回声，可显示肌纤维的纹理。

2. 乳房常见病变的声像图

（1）乳腺炎：急性乳腺炎表现为炎症区域乳房组织增厚，内部回声一般较低，分布不均，边界不清；如形成脓肿时，内部呈不均质的无回声区，边界增厚欠光滑，一旦发现脓肿即应考虑切开引流，否则时间越长，对乳房的危害越大；CDFI(彩色多普勒血流显像)可见肿块血流信号丰富。

（2）乳房增生性病变：乳房腺体或间质有弥漫性增大、增厚，边界模糊，有时可出现典型的“斑马”状、管状暗条回声；还常查到一些不明显的结节状回声。

（3）乳房囊肿：常为单发，边界清楚，光滑整齐，呈圆形或椭圆形，有包膜内部回声，为均匀性透声良好的较强回声或液性暗区。

（4）乳房纤维腺瘤：肿块呈圆形或椭圆形，边缘清楚平滑，包膜薄而光滑，内部有回声均匀的弱回声区，后方回声增强，有时可伴有钙化斑点，少数有液化坏死暗区。CDFI血流信号较少。

（5）乳房恶性肿瘤

• 形态：形态不规则，边界不整，无包膜，肿块向周围组织呈蟹足样、锯齿样、小叶样浸润，界限不清。

• 内部回声：多不均匀，以癌细胞为主时回声较低，以纤维成分为主时回声较强，如发生出血坏死时则表现为不规则无回声区。

• 钙化灶：主要表现为细点状砂粒样，呈簇状分布，数目较多。

• CDFI：肿块内血流增多。

• 浸润表现：癌肿侵犯皮肤，皮肤层增厚，回声增强；侵及皮下脂肪，皮下组织间隙水肿，有不规则的肿块侵入；侵犯乳房后间隙，间隙变薄消失。

什么是乳房钼靶成像？其价值如何

乳房钼靶成像通过低剂量的 X 线照射乳房而获得乳房图像，被广泛地运用于乳房疾病的筛查和诊断上。它具有全面、直观、操作简单、安全和费用比较低廉等特点。它作为乳腺癌的普查工具，结合乳房超声、乳房磁共振成像(MRI)等其他检查方法，有助于早期发现乳腺癌，从而使接受普查的人群乳腺癌病死率下降。

乳房钼靶图像清晰，对比度适宜，可清楚显示乳房内小于 1 cm 的结节性病灶，较准确地定性、定位。它常能检查出医师不能触及的肿块，尤其是大乳房和脂肪型乳房，检出所谓的“隐匿性乳腺癌”。其辐射剂量很低，低至每人次(两侧四位)0. 003 Gy(放射学单位)以下，对人体危害极小。对于临床诊断明确的乳腺癌，乳房钼靶可帮助明确肿瘤的位置、肿瘤的浸润范围、有无多发癌灶以及对侧乳房的情况，以上资料对于正确制订治疗方案是非常重要的。也就是说，乳房钼靶具有两大功能——筛查和诊断。筛查功能是指通过对没有症状的女性进行钼靶检查而早期发现病变；诊断功能是指通过评价临床发现的可疑病变而辅助诊断，或通过随诊进行前后片子对比而发现可能的病灶。

总而言之，乳房钼靶① 作为一种相对无创性的检查方法，可以比较全面而正确地反映出整个乳房的大体解剖结构，观察各种生理因素(如月经周期、妊娠、哺乳等)对乳房结构的影响，并可以动态观察；② 协助鉴别出乳房的良性病变和恶性肿瘤；③ 早期发现可疑病变，定期随访摄片观察；④ 对于乳腺癌患者进行内分泌治疗、放疗、化疗后的病变情况进行随访检查，观察疗效，并对健侧乳房进行定期监测。

哪些情况需要做乳房钼靶检查

(1) 女性乳房疾病普查——除了遗传性乳腺癌等高危患者需在 25 岁前使用钼靶筛查乳腺癌外，一般建议 35 岁以上的女性可以定期行乳房超声和(或)钼靶筛查乳房疾病，而 40 岁以上的女性最好每年进行 1～2 次钼靶检查。

(2) 乳房出现皮肤增厚、炎症性表现、血性乳头溢液和腋窝淋巴结肿大等症状时，需进行钼靶检查以及时发现乳房组织中的隐匿病灶。

(3) 乳房肿块，需明确肿块的性质。

(4) 新发现的乳腺癌，在确定治疗方案之前需全面检查乳房，以明确有无隐匿性的病灶和确定病变的范围、性质等；如果发现是多中心病灶，则禁忌乳腺癌保乳手术。

(5) 乳腺癌保乳术后，需复查钼靶以明确是否已将所有可疑钙化灶切除。在术后 6 个月、12 个月及此后每年 1 次进行钼靶督查，观察有无复发。

(6) 其他乳房专科医师认为需要的情况。

怎样读懂钼靶片和报告

1. 正常乳房的钼靶表现

在乳房钼靶片中，乳房的各部分结构会以黑白相间的影像显示出来。正常乳房在钼靶片上表现为圆锥形，底位于胸壁上，尖为乳头，呈类圆形阴影。皮肤呈光滑整齐、密度稍高的条状阴影。皮下脂肪表现为皮肤下方的密度较低透亮带。乳房导管、腺体和纤维结缔组织呈白色，而相对模糊的灰色或黑色部分则是脂肪组织。腺体密度会随着年龄、激素水平和妊娠哺乳的变化而变化。

正常乳房的钼靶表现个体差异很大，美国放射协会将正常乳房分为 4 型：① 脂肪型(乳房大部分组织为脂肪，透亮度较高)；② 少量腺体型；③ 多量腺体型；④ 致密型(乳房大部分组织为腺体，非常致密，透亮度较差)。其中对脂肪型乳房的病变发现率最高，而致密型乳房由于显像不清，病变的发现率较低。

2. 乳房病变在钼靶上的表现

乳房病变一般呈不透光的白色，主要可分为以下几种图像改变：

(1) 钙化：钙化点吸收 X 线，因此在钼靶片上呈亮白色，包括片状钙化、簇状钙化、细点状微小钙化等。对钙化的仔细评估在钼靶诊断中占有重要的地位，评估内容包括钙化的位置、形态、分布、数量和是否变化进展。

细小、颗粒状、成簇的微钙化点是乳腺癌的一个重要的早期表现。国外统计资料表明，30%～50%的乳房恶性肿瘤伴有微钙化。

而粗大的钙化常常为乳房纤维腺瘤。双侧乳房同质的棒状钙化常为良性的导管扩张疾病。大的钙化内包含透光区多为良性病变如创伤后脂肪液化或钙化的囊肿。皮肤的钙化一般无需干预。

(2) 肿物：肿块的评估内容包括大小、形状、边缘和密度。乳房肿块与其周围乳房组织相比，多数呈高密度或等密度，极少数可表现为低密度。

几乎一半的乳腺癌在钼靶上表现为肿块。形状不规则、界限不明确的应考虑恶性可能。但是，即使边缘光滑的肿块仍需超声鉴别是囊性肿块还是实性肿块，必要时活检。

若肿块呈现黑色(即透光，脂肪密度区)则多为良性病变，如创伤后脂肪液化坏死形成囊腔或良性错构瘤。

(3) 结构扭曲：是指正常结构被扭曲，而无明显可见的肿块，包括从一点发出的放射状影和局灶性收缩，或者在实质的边缘扭曲。除非该处为既往活检或炎症发生的区域，否则一般需要活检进行病理检查。而新发生的皮肤局部回缩和乳头回缩，具有恶性病变的高风险可能，同样需要组织活检，以防漏诊。

(4) 其他征象：如局部皮肤增厚，既可能是良性疾病，也可能是恶性疾病，恶性病因包括炎性乳腺癌和已知的癌肿侵犯到皮肤表面，良性病因包括感染和静脉栓塞。

新发现的局部两侧乳房不对称改变，有可能是早期乳腺癌所带来的细微改变，应予以重视。

常见乳房疾病的钼靶表现是怎样的

(1) 乳房增生性疾病：乳房增生是指乳房上皮和纤维组织增生，是妇女常见病、多发病，主要由性激素不平衡引起，好发于20～40岁，典型表现为乳房呈结节状、团块状，且伴有乳房胀痛，在月经前尤为明显。

(2) 乳房纤维腺瘤：乳房纤维腺瘤是发生于乳房小叶内纤维组织和腺上皮的混合性瘤，为最常见的乳房良性肿瘤，与内分泌失调有关，好发于20～30岁，临床上常表现为光滑活动的包块，易于切除。

钼靶表现为：① 肿块：为圆形、椭圆形或半圆形，相对规则的形状，边界清楚，边缘光滑；② 密度：钼靶片显示为中等密度，透过病灶尚可见到血管和小梁结构，这是与乳腺癌鉴别的重要依据，因为乳腺癌的密度较高，不能透过病灶见到其他组织；③ 钙化：纤维腺瘤的钙化一般比较粗大，边缘不规则且锐利，另外还可见瘤周钙化，可表现为蛋壳状或斑点状，钙化的密度较高而均匀；④ 肿块的数量和体积：可为单发，也可多达10多个甚至乳房满布肿块，直径多在1～3 cm，其钼靶上的体积一般不会小于查体时肿块的体积。

(3) 乳房囊肿：临床上大多无明显症状，体检时可摸到质韧圆形肿块。多由于内分泌失调，雌激素过多而孕激素减少引起导管上皮增生，管腔内的细胞增多，导致导管迂曲、折叠，折叠处管壁缺血坏死，扩张后形成囊肿。

钼靶表现为低密度或等密度的肿块，形态较规则，呈圆形或卵圆形，边界清楚，有时可见“光晕征”；大部分肿块无钙化，即使有也表现为蛋壳状钙化或牛奶状钙化，呈线样或半月形。

(4) 乳腺癌：绝大多数乳腺癌在钼靶片上表现为肿块、钙化和(或)结构扭曲，或者三者兼而有之。90%的乳腺癌患者的钼靶片中可见到肿块和钙化。

• 肿块：表现为乳房的占位性病变。由于乳腺癌向周围正常组织浸润，常为不规则形或分叶状。边界常呈边缘小波浪状的改变、模糊不清，与周围正常组织分界不清，特征性的表现常为“毛刺”状或“星”状。密度一般较高，且易出现密度不均。

• 钙化：前面已提到，钙化的评估在乳房钼靶诊断中具有重要意义。钙化一般位于病变实质内，大小一般小于0.5 mm，在放大摄影下可见形状各异、大小不等、细线状或细线分枝状，呈簇状分布，常与肿块有关。一般认为微小钙化越多，恶性可能性越大，5 个或更多的成簇的钙化点应警惕恶性病变的可能。钙化如沿着导管线性分布，则提示病变为导管来源；如分布于一个象限，则提示为一个导管及其分支的病变；如在小于 2 cm^3 的区域内出现大量钙化灶，则为簇状分布。

• 结构扭曲：常为有经验的医师在读片时的主观感受，是比较直观的，主要表现为小锯齿状改变和皮肤、乳头回缩。前面提到过，除非该处乳房在钼靶检查之前进行过穿刺活检或受过外伤，不然一旦有结构异常都最好进行活组织病理检查，明确病变性质。

值得注意的是，乳房浸润性小叶癌由于肿块不易被识别，以及仅有 5%与微钙化相关，因此难以被钼靶所发现。乳房浸润性黏液癌和髓样癌可能在钼靶上表现与良性疾病如囊肿和纤维瘤类似，此时需借助乳房 B 超检查发现肿块和活检确定诊断。

钼靶检查有哪些注意点

（1）乳房摄片摆位：标准的乳房钼靶检查包括双侧乳房正位、侧位的 X 线摄片，共 4 次曝光。有时还需投照侧斜位、局部点片和点片放大摄片。

乳房压迫成像是将乳房放置于乳房托板上，再施加适当压力缓慢压迫乳房进行曝光，这主要是由于乳房各部分厚薄不均，而钼靶 X 线的穿透力较弱，直接照射可出现各部分曝光过度或曝光不足，因此压迫乳房使各部分厚薄均匀和减少乳房滑动，提高成像质量的同时也可以降低放射剂量。患者在压迫成像的过程中有时会有轻微疼痛，但每次持续时间较短，仅需几分钟即可，患者是可以耐受的。

(2)影响乳房钼靶检查准确性的因素：良好的钼靶检查图像离不开患者的配合。影响乳房钼靶检测敏感性和特异性的因素包括乳房腺体密度、年龄、激素替代治疗、乳腺癌的生物学亚型和乳房厚度等。

一般而言，随着体质指数(BMI)[体重(kg)/身高^2(m^2)]增高，乳房厚度增大，钼靶成像质量会随之下降。

乳房腺体密度越高，越不容易发现隐匿的恶性病灶。随着年龄的增加，乳房腺体组织的密度会减少，钼靶检查的敏感性和特异性提高。但若在围绝经期使用包含了雌、孕激素在内的激素替代治疗会增加乳房的密度，加大检测乳房疾病的难度，此时可以借助乳房超声、磁共振、数字钼靶等其他手段协助诊断。使用他莫昔芬等抗雌激素治疗则相反，即提高钼靶检测乳房病变的敏感性。

乳房假体，尤其放置于胸肌前的假体，会吸收 X 线，从而影响乳房钼靶检查的敏感性。

如果发现乳房肿块或局部皮肤增厚，在活检之前应做好相关影像学检查，以防止活检后可能造成改变影像成像。乳腺癌术后进行钼靶检查，术后改变可能会干扰读片，应密切随访、对照前片，并结合其他影像检查和临床查体，仔细评估。

(3)乳房钼靶检查存在的局限性：尽管钼靶检查是目前早期诊断乳房疾病的主要方法，但也存在一定的局限性。

乳房钼靶的 X 线剂量虽小，但如果经常照射对人体是有损害的，所以年轻未婚、怀孕期间和哺乳期的女性应尽量少照射 X 线；两次钼靶检查相距不足 3 个月者，最好选择其他方法，以免射线照射过多；乳腺癌术后放置乳房假体，如硅胶假体，它可能会掩盖病灶，也不宜用钼靶检查。

钼靶检查并不能发现 100%的乳腺癌，这主要是由于乳房钼靶的穿透力有限，乳腺癌术后或乳房再造术后乳房结构变异，以及致密型的乳房使得显像效果不佳，所以仍有5%～15%乳腺癌表现为假阴性，也就是有部分癌肿乳房钼靶检查是发现不了的；乳房钼靶检查也有一定的盲区，容易遗漏乳房较高、较深位置及乳房尾部的病变。因此即使钼靶检查结果没有发现异常，若临床上包括体检及其他检查怀疑有恶性可能，都建议做活检以明确诊断。另外，对于发现表现为乳头溢液的导管内疾病，钼靶的敏感性较差，此时建议行乳晕后超声或乳管镜检查。

乳腺磁共振成像检查具有哪些优点

(1) 乳腺磁共振成像(MRI)检查是一种无放射性损伤的检查方式。MRI 检查是通过强磁场作用于不同组织，对比组织中的质子(主要存在于水和脂肪中)受到高频电磁激发后产生的能量变化来成像的，避免了钼靶 X 线对人体的损伤，是一种安全无害的检查方式。

(2) 乳腺 MRI 成像不受乳腺腺体密度的影响，具有良好的软组织分辨率，能够三维立体观察病变，可清晰地将乳腺皮肤、皮下脂肪、正常腺体与病灶分开，尤其适合腺体致密的年轻女性和肿块较小的早期乳腺癌患者。同时，乳腺 MRI 检查在检测多灶性乳腺癌、评估淋巴结是否存在转移、乳腺癌新辅助化疗疗效以及乳腺癌术后随访等方面均具有不可替代的价值。它不仅弥补了钼靶对致密型乳腺的病灶检出率相对较低、对脂肪型乳腺病灶诊断特异性差的缺点；也弥补了 B 超对微小病灶难以定性的缺点。因此，越来越多的乳腺专业医疗机构将 MRI 作为常规检查。

(3) 乳腺 MRI 检查可以多参数评估乳腺病变。乳腺

MRI 检查可以通过脂肪抑制等技术去除乳房中脂肪成分对病灶显示的影响，获得更加清晰的病变图像，利于分析乳腺病灶的具体特点；MRI 增强成像可以通过静脉注射顺磁性的钆螯合物来获得病灶的血流变化情况，进而鉴别病变的良、恶性；乳腺 MRI 检查还可绘制时间-信号强度曲线，辅助疾病的诊断。

MRI 检查具有以上这些优点，但并非每位患者都适合进行该项检查，对于安装心脏起搏器等金属物及肾功能明显异常的人群，一般禁止做该项检查。

哪些情况需要进行乳腺磁共振检查

（1）乳腺出现可疑病灶，而医师体检和钼靶、超声等传统检查无法明确诊断的患者。可考虑应用乳腺 MRI 检查以获取更多信息，为诊断提供有力证据。

（2）仅出现腋窝淋巴结肿大而未发现原发病灶的患者。可用 MRI 检查来发现乳房中的隐匿性病灶，从而为医师决定手术方案提供充足的依据。

（3）致密型乳腺的年轻女性。年轻女性的腺体一般较致密，传统检查方法难以发现病灶。

（4）出现乳头溢液的患者。乳腺 MRI 检查的组织分辨率较高，可以发现原发病灶。

（5）进行手术的乳腺癌患者。MRI 检查可确定肿瘤的部位和范围，特别是明确是否存在多中心和多灶性的病灶，因为对于多灶性疾病要进行乳房切除术。

（6）乳腺癌新辅助化疗的患者。化疗药物可使乳腺组织纤维化和水肿，影响乳腺钼靶和超声检查效果，乳腺 MRI 检查可消除这些不利影响，评估治疗前后肿块是否有变化，以便于及时调整治疗方案。

(7) 高危乳腺癌患者。BRCA1/BRCA2 变异基因的携带者、患乳腺癌风险>20%的人群、有乳腺癌家族史及患对侧乳腺癌的患者,需进行每年 1 次的 MRI 筛查。

(8) 做过隆胸术的女性。植入的硅胶假体有渗漏破裂的可能,通常发生在术后 8~12 年。因为约有一半的患者在硅胶渗漏时没有明显的临床症状,不能得到及时的处理,所以假体放入时间较长者,建议行乳腺 MRI 检查。

(9) 具有以下情况之一的穿刺活检患者,MRI 检查可以辅助定位:① 体检未触及肿块,钼靶和 B 超检查也未发现病变,但 MRI 检查有阳性发现;② 体检触及肿块,钼靶和 B 超检查表现为可疑病变,MRI 检查有阳性发现;③ MRI 检查疑有多中心病灶;④ MRI 检查疑为双侧乳腺癌;⑤ MRI 检查疑为良性病变,需明确其性质;⑥ 其他情况,乳腺专科医师认为必要时。

如何读懂乳腺磁共振检查报告

1. 常用术语

阅读乳腺 MRI 检查报告以前,需要了解以下常用术语。

(1) T1WI 和 T2WI:分别代表磁共振成像中的两个参数:纵向弛豫、横向弛豫。

(2) MRI 检查增强扫描:是指静脉注射造影药物(钆螯合物)后再行一次 MRI 检查扫描。造影剂注入静脉后会随血液分布到乳腺正常或异常组织中,各种组织的血液供应量和来源不同,造影剂的分布量、显示时间和清除速度就有差别,检查的信号强弱程度就会不同。

(3) 脂肪抑制:是指通过一种技术去除影像中的脂肪

组织信号的干扰,因为乳腺疾病的图像常常被周围的脂肪组织影像所掩盖,这种技术可以相对提高乳腺病灶的信号强度。

(4) 时间-信号强度曲线:是一种表示 MRI 信号强度随时间变化的曲线,能够为疾病诊断提供更多证据。该曲线一般分为 3 型:Ⅰ型为持续上升型,强化呈渐进持续强化,多为良性病灶表现;Ⅱ型为上升平台型,早期明显强化,中晚期维持在峰值上下 10%左右,多为可疑病灶;Ⅲ型为快进快出型,早期迅速强化后又迅速下降,多为恶性病灶表现。

(5) BI - RADS 分级:乳腺 BI - RADS(Breast Imaging Reporting and Data System)分类是美国放射学会(ACR)创立并推荐的“乳腺影像报告和数据系统”中采用的,表示乳腺改变的标准。其分级意义如下:① 0类:需要召回,结合其他检查后再评估,说明检查获得的信息可能不够完整;② Ⅰ类:未见异常;③ Ⅱ类:考虑良性改变,建议定期随访(如每年 1 次);④ Ⅲ级:良性疾病可能,但需要缩短随访周期(如 3~6 个月 1 次),这一类恶性的比例小于 2%;⑤ Ⅳ类:有异常,不能完全排除恶性病变可能,需要活检明确;⑥ Ⅳa类:倾向恶性,可能性低;⑦ Ⅳb类:倾向恶性,可能性中等;⑧ Ⅳc类:倾向恶性,可能性高;⑨ Ⅴ类:高度怀疑为恶性病变(几乎认定为恶性疾病);⑩ Ⅵ类:已经由病理证实为恶性病变。

当然,上述只是从影像学中判断乳腺疾病的程度,具体情况应当结合临床医师的判断来综合分析。患者阅读报告时可重点关注 MRI 检查报告的结论,知晓自己疾病的性质。下面介绍正常乳腺及常见乳腺疾病的 MRI 检查表现。

2. 正常乳腺 MRI 检查表现

乳腺中的脂肪组织通常在 T1WI 及 T2WI 上表现为高

信号(表现为亮的),在脂肪抑制序列上呈低信号(表现为暗的),增强后几乎无变化;腺体组织在 T1WI 上表现为较低或中等信号,在 T2WI 上为中等信号,在脂肪抑制序列上呈中等或较高信号,动态增强扫描时,呈弥漫性、局灶性或区域性轻度、渐进性的强化,强化程度不超过增强前的信号强度的 1/3。

3. 常见乳腺疾病的磁共振检查表现

(1) 乳腺增生性疾病:T1WI 上,增生组织表现为低或中等信号,与正常乳腺组织相似;T2WI 上,信号强度随着增生组织中含水量的增多而增强。如伴有囊性增生,囊肿则在 T1WI 上表现为低信号,T2WI 表现为高信号。动态增强扫描时,增生的乳腺组织多呈弥漫性或多发性的轻至中度的渐进性增强,强化程度亦与增生程度呈正相关。

(2) 乳腺囊肿:MRI 检查对乳腺囊肿高度敏感而特异,单纯囊肿在 T1WI、T2WI 上均呈高信号,一般不强化;当囊肿含血液时,在 T1WI 上呈高信号;合并感染时,可有薄的边缘强化。

(3) 乳腺纤维腺瘤:乳腺纤维腺瘤肿块的特点是常为单发性的结节,呈圆形、卵圆形或分叶形,轮廓边界清晰,内部信号均匀一致。在 T1WI 上,肿块多为低或中等信号强度,在 T2WI 上如纤维组织占主要成分则表现为低信号,水分或细胞含量较多时则表现为高信号。动态增强 MRI 扫描时则出现特征性的离心性的“花团状”强化,表现为从中心开始缓慢渐进性地向四周扩散,其病变特点在强化的中后期才比较明确,强化程度不如恶性病变高。

(4) 乳腺癌:乳腺癌在 MRI 影像上多形态不规则、边界不清、常伴有毛刺,在 T1WI 上呈低信号,在 T2WI 上呈高信号,部分患者由于平扫时即可发现乳腺癌的典型表现,如毛刺征、尖角征、局部皮肤增厚、乳头凹陷和乳腺轮廓改变等，无需进行增强扫描即可诊断。

什么是乳腺细针穿刺检查

乳腺细针穿刺检查是一种细胞学检查方法，一般使用5～10 ml 的普通注射器，接上 6～8 号针头，对临床诊断不明的乳腺肿块或肿大的淋巴结进行穿刺，然后用负压吸取细胞，再将细胞涂于载玻片上，请细胞病理学专家进行诊断，它对深部病变的诊断价值较大。

哪些情况可以进行细针穿刺检查？

(1) 临床可触及的乳腺肿块的诊断。

(2) 临床体检阴性但影像学检查如钼靶、B 超、MRI 检查阳性的患者，可以在影像学定位指引下进行穿刺。

(3) 腋窝淋巴结肿大，但病因不明者，可对肿大淋巴结进行穿刺。

(4) 鉴别弥漫性、化脓性乳腺炎和炎性乳腺癌。

(5) 也可作为一种治疗手段，处理一些乳腺的小囊肿。

乳腺细针穿刺检查有哪些优点及局限性？

优点是：

(1) 受检者的痛苦较小，易被患者接受。

(2) 操作简单、快捷，不需麻醉，不需要特殊设备，仅需要持针刺入肿块，再用力回拉针栓吸取病灶即可，可作为乳腺癌的普查手段。

(3) 诊断的阳性率较高(大于 80%)，可区分乳腺炎症性病变、囊肿和肿瘤。

局限性有：

(1) 由于针头较细，只能收集少量样本，难以判断肿块整体的生物学特性。

(2) 精确性不够，有 10%～20%的漏诊和 1%～2%的误诊可能，不能完全替代病灶切除后的病理组织学检查。

(3) 随着越来越多的早期乳腺癌的发现，肿瘤体积越来越小，此时细针穿刺的准确率也随之下降，其阴性结果对乳腺癌的排除意义不大。

什么是乳腺粗针穿刺检查

乳腺粗针穿刺检查，即空芯针穿刺活检，是借助于空芯针对乳腺的病灶进行穿刺，然后对取出的组织进行检查。从字面上可以看出乳腺粗针穿刺与细针穿刺的主要区别在于穿刺针的直径不同，粗针较细针的直径大。因此粗针穿刺可得到一条呈圆柱状的组织标本，可以行组织学检查；而细针穿刺得到的组织量较少，仅适于行细胞学检查。

哪些情况可以进行乳腺粗针穿刺检查?

(1) 乳腺细针穿刺提示怀疑恶性或不确定者。

(2) 乳腺病变存在微钙化灶者。

乳腺粗针穿刺有哪些优点及局限性?

优点：

(1) 乳腺粗针穿刺活检可以获取较多组织，可以区分原位癌和浸润癌。

(2) 获取的组织量充足，可以提供更多预后指标的检测，如雌、孕激素受体(即 ER、PR)含量、HER－2 的表达等，从而有利于术前全面评估，制订最合理的治疗方案。

(3) 减少不必要的手术活检，降低手术相关并发症的发生率，降低医疗成本。

(4) 空芯针穿刺后还可放置惰性材料或金属丝作为定

位支架，标明未来手术的具体部位，同时也有利于以后的随访。

局限性：

(1) 乳腺粗针穿刺检查属于有创检查，穿刺过程中可能会出现轻微疼痛、出血，甚至气胸等，穿刺后可能形成血肿、皮下淤血、局部感染等，一般都可控制。

(2) 可能未取到病变部位，必要时，需反复穿刺以获取病变组织。

(3) 患有严重心血管疾病、凝血功能异常及其他特殊疾病的患者应谨慎进行该项检查。

如何读懂病理报告

病理诊断是目前乳腺疾病诊断的金标准，它为临床医师确定合适的治疗方案提供了有力证据。如何读懂乳腺癌病理报告，获悉自己的病情是非常重要的。

1. 病理报告的分类

乳腺疾病的病理报告分为冷冻切片病理报告和石蜡切片病理报告两部分。

(1) 冷冻切片诊断是乳腺疾病手术治疗的常规检查。术中，外科医师需将手术标本送到病理科进行会诊，请病理科医师对病变的性质、程度、切缘状况在短时间内做出判断。然后，外科医师根据冷冻切片病理报告决定进一步手术方案。冷冻切片病理诊断的准确率约为95%。对有些位于良性和恶性之间的病变，冷冻切片检查往往难以判断，需等待石蜡切片进行病理诊断。这里需要特别提醒广大患者，由于冷冻切片病理存在5%的误差，手术时冷冻切片病理提示良性乳腺疾病的患者一样要重视石蜡切片病理报告，以免错过最佳的诊治时间。

(2) 石蜡报告是诊断乳腺疾病的金标准，一般在手术后7～10天左右发出。通常石蜡报告与冷冻切片报告结果一致，如果存在不符合的情况，一般以石蜡切片病理报告为准。

2. 病理报告的内容

(1) 对手术标本的肉眼检查：包括乳腺肿块大小、形状、颜色、数量、重量、质地、包膜、切缘、切面有无出血坏死等。

(2) 对肿瘤组织结构的显微镜下观察：包括细胞的分化程度、异型性、增殖活性，淋巴管、血管以及神经等的浸润情况。

(3) 病理科医师综合评估后对肿瘤的分型、分级以及病变与切缘的距离和肿瘤细胞的免疫组化情况的描述。

病理报告中需要注意哪几个方面

(1) 病理类型：是根据肿瘤细胞的形态确定的，浸润性导管癌是乳腺癌最常见的病理类型。通过了解病理类型可以知道其相关的预后情况。

(2) 细胞分级：根据肿瘤细胞的形态不同可将其分为3级：Ⅰ级在形态上更像正常细胞，常常生长缓慢，预后好；Ⅲ级与正常细胞比较差异最大，生长快，恶性程度高，预后差；Ⅱ级则介于Ⅰ级和Ⅲ级之间。

(3) 肿瘤大小和切缘状态：需要特别提示患者的是肿瘤大小并不代表乳腺癌的恶性程度，但它对医师整体评估患者病情提供了依据。手术要求切缘是阴性，即手术边缘组织没有残留的癌组织。切缘情况对于保乳手术尤为重要。若病理报告提示切缘“阳性”，往往意味着需要再次手术切除阳性部分。

(4) 脉管癌栓情况：脉管癌栓是指在乳腺癌组织及其周围的血管和淋巴管中发现成团的癌细胞，如果存在脉管癌栓，往往意味着肿瘤发生复发转移的机会增加。

(5) 淋巴结转移情况：腋窝淋巴结出现转移时发生远处转移(如肝、肺等)的机会就会增加，腋窝淋巴结发生转移的数目越多，这种风险就越大。病理报告上淋巴结清扫的个数由于个体差异和手术的范围不同而有不同，但腋窝淋巴结清扫术后，检测淋巴结的数目应在 10 个以上。通常病理报告中淋巴结的转移情况用分数法表示，如 3/12，代表手术切除 12 枚淋巴结中有 3 枚发现有癌转移。

如何读懂免疫组化报告

乳腺癌免疫组化报告一般涉及 ER、PR、HER－2(CerbB－2)、P53 及 Ki67(或 MIB－1)等指标，其中 ER、PR、HER－2(CerbB－2)与疾病的治疗与预后等密切相关。现就以上指标作详细介绍。

(1) ER、PR：ER/PR 是雌激素受体/孕激素受体的英文简称，是目前衡量内分泌治疗效果最重要的指标。如果病理报告显示 ER/PR 阳性，可以写成 ER(＋)/PR(＋)；相反，若 ER/PR 阴性，报告中则写成 ER(－)/PR(－)。最准确的病理报告表达应该是清楚地写明阳性细胞所占比例，比如 ER＞75%(＋)、PR 25%～50%(＋)等。ER 和(或)PR 阳性患者对内分泌治疗敏感，可以选用他莫昔芬(三苯氧胺)、芳香化酶抑制剂等药物进行治疗，反之则对内分泌治疗不敏感，一般不选用以上药物。

(2) HER－2：HER－2 是人表皮生长因子受体－2 的英文缩写，有时也写作 HER－2/neu 或 CerbB－2，有 20%～30%的乳腺癌患者具有 HER－2 基因的高表达。HER－2 基因扩增或蛋白过表达往往意味着肿瘤细胞生长较快，转移的危险较大。HER－2 的检测方法目前有两种，一种为免疫组织化学法(IHC)，报告用“－”、“1＋”、“2＋”和“3＋”表示；另一种为荧光原位杂交法(FISH)，结果用“阳性”和“阴性”表示。需要提醒患者的是，只有 IHC“3＋”或 FISH 阳性的患者才是 HER－2 阳性。这部分患者虽然预后相对较差，但目前已有针对 HER－2 的治疗方法，即进行曲妥珠单抗治疗。

(3) 其他指标：Ki67(或用 MIB－1 表示)是一种指示细胞增殖的标志物，检测结果用百分数和“＋”表示，例如 Ki67 30%“＋”，表示检测的肿瘤细胞中有 30%的增殖活性强。Ki67 阳性率越高，则提示肿瘤增殖活性越强，预后相对较差。P53 是一种突变的抑癌基因，其结果用“＋”或“－”表示，P53“＋”为 P53 阳性，往往提示预后可能不好；P53“－”为 P53 阴性，预后相对较好。免疫组化报告中还会有其他指标，但目前对疾病的治疗和评估作用相对较小，在此不再一一赘述。

怎样做乳头溢液涂片检查

乳头溢液，俗称乳头出水，是乳腺疾病的重要临床症状，重要性仅次于乳腺肿块，多数为良性病变引起，如导管扩张症。乳头溢液，尤其是血性溢液，其主要意义在于它可作为乳腺癌的早期征象而有利于乳腺癌的早期诊断。

当患者出现乳头出水时，需到医院做乳头溢液涂片细胞学检查，以排除或确定恶性病变。该方法简单快捷，仅需挤出乳头溢液，当溢液在乳头处的相应导管口外溢时，用载玻片接住，再用玻片一端轻刮，制成涂片，然后在显微镜下寻找病变细胞。

涂片报告常用以下术语：

（1）乳房良性病变表现为：细胞量较少，大小形态一致，平铺排列，细胞核较淋巴细胞稍大，染色均细，核仁小而不明显；

（2）乳房恶性病变表现为：较多的细胞团块，细胞间的黏附性较差、松散分布，核重叠、镶嵌、推挤和核异质性明显，核大而不规则，核膜厚，染色质粗及分布不均，而胞质较少、淡染。

何谓乳管镜检查

乳管镜检查就是通过乳头溢液患者溢液导管在乳头的开口插入外径为 0.75 mm 或 0.45 mm 的光导纤维，利用电视屏幕直接观察溢液导管上皮及导管腔内的情况，直接发现病变，记录病变并予以体表定位，必要时还可对可疑病变进行活检。它是一种对患者无损伤的纤维内镜检查方法，是迄今对乳头溢液患者病因诊断最有效和直观的方法，为需要手术的患者提供了有价值的术前诊断和明确的肿瘤定位，也可使部分患者避免了不必要的切除活检。

该方面最早研究是由上海交通大学医学院附属瑞金医院乳腺疾病诊治中心的沈坤炜教授首先开展，其研究结果在全球乳腺癌最高级别会议上做大会发言，被全球专家认可后普及。

乳管镜下的恶性病灶常常显示为：

（1）不规则的新生物，且固定于管壁，可移动度小；

（2）新生物表面及周围受侵犯的管壁可有出血迹象；

（3）新生物有较粗的蒂或直接与管壁相连、浸润，外观呈半球形而连续。

各种乳腺疾病的诊断和鉴别诊断

怎样诊断乳腺增生

1. 症状

乳腺增生的病程从数周到数年不等，其在临床上主要表现为乳房疼痛和结节感，根据疼痛与月经周期的关系，可分为：① 显著性周期乳房疼痛：国外报道占乳痛症患者的40%，疼痛与月经周期有关，有时整个月经周期都有疼痛感，常无固定部位，月经来潮后疼痛缓解；因为大多数患者的经期前会经历2~3天的乳房闷胀或触痛，为区别正常的乳腺生理性变化过程，显著性周期乳房疼痛定义为一个月经周期中，乳房疼痛症状持续大于7天或者乳房剧烈疼痛；在临床上绝大多数显著性周期乳房疼痛患者可在乳房的外上象限触及结节感或局部增厚感，疼痛与结节具有相同的周期性变化；部分患者的乳房疼痛放射至上臂中部，提示可能与肋间臂神经有关。② 非周期性疼痛：发病平均年龄为34岁，大约占乳痛症患者的27%，和显著性周期乳房疼痛不同，该疼痛往往有固定的位置，以单侧乳房的外上象限或乳晕下居多，两侧乳房同时疼痛较少，大多患者描述为“针刺感”、“牵拉感”或“烧灼感”，月经来潮后疼痛不缓解；临床上触及的结节感或局部增厚感较周期性乳房疼痛患者少见，大约占非周期性疼痛患者的54%。少数乳腺增生患者可同时伴有水样或淡黄色乳头溢液以及乳房肿块。

2. 专科体检

在体检过程中，常可发现患者双侧乳房腺体偏厚，质地韧或硬，并伴有触痛，有时触痛程度较强，在疼痛部位仔细检查，常可发现肿块或结节；疼痛的性质多为胀痛。

体检时挤压乳头，部分患者可有溢液，颜色可为无色、淡黄色、棕色或血性，量不等，多表现为双乳或单侧乳房的多管溢液。

若腺体增生较显著，常可感觉增生的腺体融合成片，其腺体的边缘可被误诊为肿块，而腺体中单一的小囊肿常因其柔软的质地而无法触及。体检中若发现肿块，可分为囊性或实性两种。囊性肿块多为球形或椭圆形，其边界由于腺体增生丰富而影响触诊，肿块常可推动；但囊性肿块若为多发性时，其活动则可受限。多发的囊性肿块及结节往往呈节段性分布，触诊时可感到融合成片的腺体表面有颗粒感，走向可沿导管分布。若合并乳头状瘤形成，有时可触及实性肿块，肿块质地韧，如触鼻尖，活动性较好，边界清楚。在体检中鉴别囊性和实性肿块并不容易，特别是在乳腺增生显著时，囊性肿块内部的高张力常使其触诊时产生实性肿块的手感。

3. 乳腺增生的辅助检查

（1）乳腺钼靶：乳腺增生症可同时具有致密的腺体、囊性肿块、钙化、导管扩张，具有不同的X线表现：致密的腺体表现为大片的增高密度影；囊性肿块可表现为大小不一、数目不等的圆形、卵圆形或结节状高密度影，边界光滑，密度高于乳腺腺体；有时在肿块区域内可见小片状、不规则状高密度钙化影。一般对于40岁以上的女性患者，建议行钼靶检查，主要目的是排除乳腺恶性疾病和减少乳腺癌的漏诊率。

(2) 乳房B超检查：对于致密型乳腺腺体，在乳房肿块囊、实性鉴别方面，B超检查优于钼靶检查。典型的囊性肿块可表现为椭圆形或圆形，内部无回声占位，边缘清晰，后方回声增强。典型的囊性肿块被称为单纯性囊肿，在超声检查下很容易与实性肿块进行鉴别。相对于单纯性囊肿，另一种复杂性囊肿，由于其内部回声为低回声，而其形态、边缘等特点均可与良性肿瘤相近，较难通过超声检查鉴别，进一步检查可选择细针穿刺抽吸涂片检查。若乳腺B超检查未发现肿块而仅发现局部扩张的导管，可进行进一步磁共振检查。

(3) 磁共振成像检查：乳腺MRI的组织分辨率较高，可以发现钼靶或B超检查无法发现的病灶。T1WI上，增生的乳腺组织表现为低或中等信号，与正常乳腺组织相似；在T2WI上，信号强度随着增生组织中的含水量的增多而增高。囊肿则在T1WI上表现为低信号，T2WI表现为高信号。动态增强扫描时，增生的乳腺组织多呈弥漫性或多发性的轻至中度渐进性增强，强化程度亦与增生程度呈正相关。若伴有导管内乳头状瘤病，在动态增强扫描时，可发现沿扩张导管走向呈条索状增强，同时可发现多发的边界清晰的类圆形增强病灶，即导管内乳头状瘤。

乳腺增生的诊断一般通过询问病史、结合患者临床表现即可基本确立，为防止对恶性病变的漏诊，需要结合临床体检、影像学检查和穿刺活检三联检查。穿刺活检获得的证据是病理学证据。目前临床上取得病理学证据的方法有3种，即细针抽吸细胞学检查、空芯针穿刺活检以及手术切除活检。

若 MRI 检查发现导管内病变同时钼靶提示钙化灶，可在钼靶定位下进行手术切除活检；若钼靶未发现异常，可于 MRI 引导下进行定位手术活检，没有条件进行 MRI 引导下定位的，可直接根据 MRI 影像图片进行活检。

怎样诊断乳腺纤维腺瘤

乳腺纤维腺瘤是最常见的，好发于 15～35 岁年轻女性的乳腺良性肿瘤，其病因目前尚不明确，可能与年轻女性体内雌激素水平相对或绝对升高，乳腺组织对雌激素过度敏感以及遗传、饮食、环境等各种因素相关，这些因素共同刺激乳腺导管上皮和乳腺间质细胞，导致其异常增生，最终形成纤维腺瘤。纤维腺瘤多数是患者在乳房自我检查或普查时发现。由于纤维腺瘤发源于小叶，而小叶密集在乳腺边缘部，所以纤维腺瘤多数发生在乳腺边缘及厚实区域；由于乳晕下为输乳窦和大导管，无腺叶组织，故乳晕区极少发生纤维腺瘤。纤维腺瘤一般生长缓慢，如果不加任何处理，肿瘤的大小可逐步地增加到 2～3 cm；这一增加时间可能持续达 5 年的时间；怀孕期及哺乳期生长较快，绝经后的妇女纤维腺瘤可退化。

乳腺纤维腺瘤最为常见的表现就是乳房肿块，多位于乳房的外上象限，可为单发也可为多发。临床上，医师对患者进行体检时发现，纤维腺瘤在触诊时质地通常比较韧，所谓的质地“韧”就是触碰自己鼻尖的感觉；边界清楚，表面光滑，推动肿块时其活动性好，与周围组织及皮肤或胸壁没有粘连；但若纤维腺瘤生长在极其丰富的腺体中，触诊时可感觉肿块边界不清、较为固定；若瘤体完全为腺体所覆盖，在体检中仅可触及乳房腺体不均匀，局部增厚结节感。

目前乳腺纤维腺瘤的诊断常应用影像学手段，主要有钼靶和B超检查。

乳腺纤维腺瘤在钼靶片上表现为圆形或椭圆形肿块影，其密度较周围正常乳腺组织高，肿块的边界清、光滑，可伴有粗颗粒的钙化，称爆米花样钙化；而乳腺癌其最常见的钼靶表现为肿块影，肿块的形态可呈团块状、星形、结节状、不规则形或分叶状；肿块的边缘通常不清，边缘模糊，向周围浸润性生长，肿块周边可有毛刺、放射状向周围腺体浸润；肿块同时可伴有不规则的细小、成簇分布的多形性钙化。

在B超下，纤维腺瘤的肿块表现为边界清楚的圆形或椭圆形的低回声团块，内部较均匀，伴点状光点，可见侧方声影，边界清，边缘光滑。而乳腺癌在B超上肿块主要表现为低回声或中等回声，当肿瘤生长较快、瘤体较大时内部可有坏死液化，表现为液性暗区，肿瘤后方回声呈衰减暗区；边界不整，无明显包膜回声，表面多呈不规则状，似蟹足样嵌于周围组织内；肿瘤内有钙化时常呈针尖样或粗颗粒样，散在、簇状或弥漫分布的强回声。

细针穿刺细胞学检查有助于纤维腺瘤和乳腺癌的鉴别，但不能用于纤维腺瘤和其他良性乳腺疾病的鉴别。空芯针穿刺为组织学检查，已越来越多地用于乳腺肿块的检查与诊断。手术切除活检既是一种诊断手段，又是一种治疗方法，特别在以下几类患者中应用价值较大：① 患者年龄≥35岁，或同侧腋下有淋巴结肿大；② 乳腺特殊检查疑有恶性可能者；③ 有乳腺癌家族史者；④ 针吸细胞学或空芯针穿刺有可疑癌细胞或不典型增生者需要进行手术切除，明确病理。麦默通(Mammotome)乳腺微创旋切检查是一种用于乳腺疾病微创检查的诊断手段，对于部分患者，其还是一种治疗手段，特别是对于小肿块的纤维腺瘤，在B超定位下，Mammotome可以完整切除肿块，进行病理学检查。

怎样诊断分叶状肿瘤

乳腺分叶状肿瘤是来源于乳腺导管周围间质细胞所形成的纤维上皮性肿瘤，在乳腺疾病中并不常见，发病率为0.3%～0.5%，平均发病年龄为40岁。根据组织学分类，可分为良性、交界性、恶性分叶状肿瘤，然而即使是良性的分叶状肿瘤也有恶性潜能。

分叶状肿瘤表现为可扪及的质韧或质硬的无痛性肿块，偶尔可伴有疼痛，有些生长速度较慢，肿块较小时肿块周边呈分叶状，活动较好，不与皮肤、胸肌、周围腺体粘连。但有些肿瘤可在短期内迅速生长，填充整个乳房，皮肤可被拉伸变薄，皮肤色红，皮温升高，可见乳腺皮肤表浅静脉的扩张，肿块质地硬，边缘分叶状不规则，难以推动。

在乳腺钼靶及B超检查中，分叶状肿瘤与纤维腺瘤的表现相似通常难以鉴别，而且也无法鉴别是良性、交界性或恶性分叶状肿瘤。细针穿刺细胞学检查及空芯针活检也难以区分两者，故分叶状肿瘤的确诊需手术完整切除肿块后送病理检查。

有些研究认为乳房磁共振检查，相比于钼靶及超声，能够更好地鉴别分叶状肿瘤及纤维腺瘤，明确肿块的范围，帮助外科医师判断肿瘤是否累及胸壁肌肉及皮肤，指导手术治疗。但学术界也有提出反对意见，因为有研究认为MRI表现出良性肿瘤的形态学、动力学参数特征的肿瘤中仍有高达33%为恶性分叶状肿瘤。

在手术治疗方面，无论肿瘤为恶性或良性，均应扩大切除以保证切缘阴性，一般要求切缘≥1～2 cm。良性分叶状肿瘤的预后很好，45岁以上的女性患者复发概率很低；若为交界性，局部复发概率较良性高，因其有恶性潜能，术后可能会发生远处转移，但这一概率较低；恶性分叶状肿瘤在手术完全切除2年后仍有再次复发的可能，或者转移至肺、骨、肝等远处脏器组织。

怎样诊断导管内乳头状瘤

乳腺导管内乳头状瘤是发生于乳腺导管上皮的良性肿瘤，根据2003年版世界卫生组织（WHO）乳腺肿瘤新分类，将导管内乳头状瘤分为中央型乳头状瘤和外周型乳头状瘤。中央型乳头状瘤指乳管开口到壶腹以下的大导管（主乳管或一、二、三级乳管）发生的乳头状瘤，又称大导管内乳头状瘤、孤立性乳头状瘤等，一般认为其不增加乳腺癌的风险；外周型乳头状瘤指终末导管——小叶系统发生的多发性导管内乳头状瘤，其生物学特性倾向于癌变，一般认为是癌前期病变。

乳腺导管内乳头状瘤多见于经产妇，以40～50岁居多，其发病率仅次于乳腺纤维腺瘤和乳腺癌；是临床常见的乳腺良性肿瘤。自发性、单管乳头溢液是最常见和最主要的临床症状，患者常在无意中发现内衣上留有污迹，少数患者可因乳晕区的肿块而就诊。外周型乳头状瘤多无明显的临床表现，乳头溢液及肿块不常见。

临床体检时，医师可在患者乳晕区附近找到一个“触发点”，用手指压迫该处，可见乳头相应部位的导管开口有液体流出，仔细检查，有时可在“触发点”周围扪及直径不超过 1 cm 的肿块，肿块呈圆形、质韧、表面光滑、边界清楚；肿块可为乳头状瘤，也可能是乳头状瘤远端扩张的导管所形成的囊肿。

那么临床上如何诊断导管内乳头状瘤呢？对于有乳头单管溢液的患者，如能在乳晕区附件扪及 1 cm 以下的圆形肿块，临床上大致可以诊断为导管内乳头状瘤。对于只有乳头溢液，而无其他临床特征时，可以采用以下的辅助检查方法，明确诊断。

（1）乳头溢液涂片：有较高的假阴性率，Danforth 报道乳腺癌乳头溢液涂片的假阴性率为 12%～35%。

（2）乳房钼靶摄片：异常表现为局限性乳晕下肿块阴影，呈良性外观，或有时可见实性扩张的乳晕下导管阴影，偶见微小钙化；临床上阳性发现较少。

（3）乳腺超声检查：典型表现为界限清楚的呈平坦回声的结节或是小叶状呈平坦回声的实性病变伴实质成分，常见导管扩张形成的实性腔内回声。

（4）乳腺导管镜检查：乳管镜使我们能在电视屏幕上直接观察乳头溢液患者乳腺导管上皮及导管腔内的情况，导管内乳头状瘤表现为乳腺导管内红色、黄色或红黄相间的充实性肿瘤，绝大部分肿瘤表面呈桑果状。乳腺导管内镜的临床应用极大地提高了乳头溢液患者病因诊断的准确性，使部分患者避免了不必要的切除活检，为需要手术的患者提供了明确的肿瘤定位。

手术切除病变所在腺叶是乳腺导管内乳头状瘤的主要治疗方法。术前应嘱患者不要挤压乳房，以免排净积液，而致术中难以定位。如果患者已行乳管内视镜检查，则应嘱患者不要擦去肿瘤定位的标记。术中可用一细钢丝徐徐插入溢液导管，沿钢丝方向行溢液导管所在腺叶切除。对单侧乳房不同腺叶同时发生的乳管内乳头状瘤，应分别行腺叶切除。手术范围切除合理者，不复发；但是可在同一乳房或对侧乳房的其他导管再发，发生率约为 1.6%。

怎样诊断乳腺脂肪瘤

乳腺脂肪瘤是常见的体表软组织肿瘤，由脂肪细胞增生形成生长缓慢的、质地较软、分叶状的肿瘤。本病多发于中年以上乳房较丰满、肥胖的女性。其主要的症状是无痛性的乳房肿块，通常小于 1 cm，但有时可长至 6 cm 或更大，对于直径大于 5 cm、重量大于 500 mg 的称为巨大乳腺脂肪瘤。体检时一般可触及单发、质地较软、椭圆形或分叶状的肿物；因脂肪瘤外常有纤维包膜，所以边界清楚，肿块活动性好，不与胸壁或皮肤发生粘连。位置较浅的乳腺脂肪瘤经过体检通常可以确诊，深部的脂肪瘤若体检较为困难可选择 B 超检查，一般可明确诊断。

在钼靶片上，乳腺脂肪瘤常表现为一透亮的、灰色肿块影，周边有不透光的包膜。乳腺脂肪瘤在 B 超上常见表现为：肿块回声与周边正常的脂肪组织相同，也可稍高，内部可见细条状、有回声的分隔；压迫超声探头可发现肿块的质地软。而乳腺癌的肿块通常低回声或中等回声，内部没有明显分隔，但内部常有呈针尖样或粗颗粒样，散在、簇状或弥漫分布的强回声，表面多呈不规则状，似蟹足样嵌于周围组织内；肿块边界回声粗糙，周围可有高回声晕。

乳腺脂肪瘤切除手术较为简单，一般仅需局部麻醉，术中离断所见的所有走向肿瘤的血管，沿肿瘤包膜剥离肿瘤即可；术后须局部压迫乳房止血。除非患者为多发性脂肪瘤体质，一般术后较少复发。

怎样诊断乳腺错构瘤

乳腺错构瘤发病率占乳腺肿瘤的 0.02%～0.16%，是一种少见的实性良性肿瘤。该病多见于中青年女性，其病因多为胚胎发育期乳腺发育异常引起，造成乳腺各成分结构比例的紊乱。该肿瘤有完整的包膜，由成熟的脂肪及纤维组织混杂组成，其间夹杂数量不等的乳腺导管、小叶成分。

患者主要临床症状是发现无痛性的孤立肿块，体检时肿块质软，边界清楚，表面光滑，活动性好。影像学检查中，钼靶摄片可发现轮廓清晰的圆形或椭圆形结构，瘤体均呈局限性膨胀性生长，向外挤压相邻组织，肿块边缘光整，界限清楚。因肿块含有乳腺各种成分，所以密度明显不均，部分肿块在致密的背影上出现多个透明区，呈蜂窝状，或者在低密度的背景上散布致密结节。而恶性肿瘤的生长常为浸润性，侵犯周围组织，肿块边界模糊不清，而肿块密度多均匀，除外一些肿瘤中心填充了坏死的肿瘤组织可表现出密度不均。

B 超检查可发现肿块为一内部回声不均匀的团块，形态可不规则，有包膜，肿块后缘包膜欠清，但胸大肌筋膜连线完整，彩色多普勒血流显像可示肿块内偶见星点状血流。而恶性肿瘤边界通常不清，侵犯胸大肌筋膜时，可发现筋膜连线中断，恶性肿瘤通常血供丰富，在肿瘤周边及肿瘤内部都可见丰富的血流信号。本病还容易与一些其他良性肿瘤相混淆，与乳腺纤维瘤的区别为其可见正常的小叶结构，有数量不等的脂肪组织，无乳腺纤维瘤的间质成分；与脂肪瘤的区别在于其脂肪组织中混入乳腺小叶和腺体结构。

乳腺错构瘤通常也有完整的包膜，故手术方法同脂肪瘤切除手术。根据肿瘤不同的组织构成比，术中切开肿瘤剖面可呈淡黄色(脂肪组织为主)、淡粉红色(腺体为主)、灰白色(纤维组织为主)。该疾病预后好，术后一般无复发。

怎样诊断乳腺平滑肌瘤

平滑肌瘤可发生于所有含有平滑肌组织的部位，最常见的部位是子宫，乳房内的平滑肌瘤极为少见，主要发生于55～70岁的中老年女性。根据其生长部位及细胞组成的不同，将乳房的平滑肌瘤分成3种：① 来源于乳晕区皮肤平滑肌者称为浅表平滑肌瘤；② 来源于乳腺血管平滑肌者为血管平滑肌瘤；③ 来源于血管平滑肌和腺上皮共同构成的为腺样平滑肌瘤。

体检时浅表的平滑肌瘤可见乳晕区皮肤隆起，稍有水肿，略呈红色，质地稍硬，局部可有压痛，肿块边界清，通过触诊常可明确。而深部的平滑肌瘤，如血管平滑肌瘤和腺样平滑肌瘤，通常质韧，活动性好，临床上较难与纤维腺瘤相鉴别。

钼靶摄片上，乳腺平滑肌瘤通常边缘锐利清晰，肿块密度均匀，高于周围正常的腺体组织，而不像恶性肿瘤那样边界不清，边缘毛刺状，通常也没有浸润性导管癌那样的沿导管分布的微钙化，局部腺体结构紊乱、皮肤增厚、乳晕回缩等表现。

在乳腺B超上，平滑肌瘤通常是实性的、边界清晰的小结节，与常见的乳腺癌较容易鉴别诊断，但与纤维腺瘤通常容易混淆，一般需要病理组织学的诊断，同时也可排除平滑肌肉瘤，因后者的生物行为更恶性、肿瘤侵袭性较高。

乳腺平滑肌瘤的治疗与上述良性肿瘤相同，但需要注意的是浅表平滑肌瘤在切除时须连同皮肤一并切除。该肿瘤切除后不容易复发，极少恶变。有些研究报道，服用治疗乳腺癌的内分泌药物他莫昔芬（三苯氧胺）可能会引起瘤体生长加速。

怎样诊断乳腺癌

1. 临床表现

乳腺癌的症状可多种多样，常见的有：乳腺肿块、皮肤改变、乳头改变、乳头溢液、乳腺疼痛、腋窝淋巴结肿大等。但是必须指出的是，乳腺癌从开始发生到临床出现症状需要 2～3 年的时间，大多数的乳腺原位癌、早期浸润癌以及一部分的浸润性癌可以是没有任何症状和体征的。

90%以上的患者是无意中发现乳房内肿块而就诊的。典型的乳腺癌多表现为无痛性的肿块，质地硬，表面不光滑，与周围分界不清。此外，由于肿瘤在进展过程中沿组织间隙、淋巴管、筋膜、肌肉、皮肤蔓延，因而可出现一系列具有特征性的表现。如累及乳腺的悬韧带（Cooper 韧带），使其缩短而造成肿瘤表面皮肤凹陷，则在肿块表面皮肤形成所谓的“酒窝征”；若肿块累及乳头或乳晕可使乳头牵向肿瘤侧，引起乳头变平、凹陷、回缩；如果肿瘤继续增大，皮下淋巴管受累可导致淋巴回流障碍，出现真皮水肿，皮肤呈“橘皮样”改变；当肿瘤向深部浸润侵及胸筋膜、胸肌时，患侧乳房会随着胸肌收缩而上抬、活动受限；当前锯肌及肋间肌受累时，肿瘤就完全固定于胸壁而无法推动了；肿瘤还可经皮下淋巴管内播散，在皮肤表面出现卫星结节，有时皮肤溃破形成溃烂。大多乳腺癌细胞可沿小叶周围细小淋巴管引流到乳头部进入乳晕下淋巴管丛，再向腋窝淋巴结引流，并可能同时向内乳淋巴结引流。其中，最常见的淋巴转移部位是同侧腋窝淋巴结。起初，肿大的淋巴结可以推动，最后相互融合、固定。肿大的淋巴结如果侵犯、压迫腋静脉常可使同侧上肢水肿；如侵及臂丛神经时引起肩部酸痛。

2. 体格检查

正规的乳腺体格检查应包括视诊和触诊两部分。检查前需要充分暴露前胸及双侧乳房，并根据检查的要求采用坐位及卧位两种方式。坐位时让患者两手下坠于膝上，上肢放松；仰卧位有时需要加垫一个枕头使肩部和胸部适当抬起，这样乳房可在比较平坦的情况下作检查，不易遗漏病灶。

(1) 视诊：观察双侧乳腺是否对称，双侧乳头是否在同一位置，乳头是否有糜烂、回缩、溢液，乳腺皮肤有无异常等。检查中可令患者双手高举以显示乳腺侧下方和乳腺尾部。

(2) 触诊：通常患者取仰卧位接受检查。用两手指腹平坦地在乳房表面按象限或按时针方向扪诊，注意不能用手指抓捏乳腺，以免使正常乳腺组织误认为肿块。触诊乳房肿块时应注意肿块的部位、大小、边界、质地、活动度。检查皮肤有无凹陷时可用手轻轻地托起乳房或增加皮肤的张力作轻微的牵拉动作。为了检查肿块和深部组织的关系，可要求患者两手叉腰，使胸肌处于收缩状态，如果肿块侵犯胸肌筋膜或胸肌时则在胸肌收缩时患侧乳房抬高，活动受限。

触诊腋窝时，将患者手臂轻轻托起并使腋窝自然松弛，以利检查。检查锁骨上淋巴结时患者宜取坐位，此时可用双侧拇指轻触患者的锁骨上窝。

在临床上，医师触诊时是如何鉴别乳房的良、恶性肿块的呢？其实乳腺癌的肿块是有自身特征的，通常是孤立的无痛性肿块，边界模糊，表面不光滑，可有结节感；肿块可为椭圆形、分叶状或不规则形态；肿块质地较硬，但髓样癌可稍软，个别也可呈囊性；在活动度方面，肿块较小时，可与周围组织一起被推动，但随着肿瘤侵犯周围的筋膜、肌肉和表面的皮肤，肿块的活动度变差，到乳腺癌进一步进展侵及胸壁时，肿块则可完全固定。然而也有少数特殊类型的乳腺癌呈膨胀性生长，表现为光滑、活动、边界清楚的乳房肿块，与良性肿瘤不易区分，需引起注意。在对腋窝淋巴结及锁骨上区域淋巴结进行触诊时，有时可及一枚或数枚肿大相互融合的淋巴结，质地很硬，固定于腋窝或锁骨上方。

3. 影像学检查

在完成了临床的体格检查之后，患者就需要进行一系列的乳房影像学检查，因为即使是经验非常丰富的医师，对乳房肿块的诊断准确率也不是百分之百，也存在一定的漏诊率，因此需要借助其他的辅助检查方法，来帮助医师做出更为正确的判断。

(1) 乳腺 X 线摄影检查——钼靶检查：首先来了解一下乳腺 X 线摄影检查，也称为钼靶检查。它是目前唯一能显著降低乳腺癌患者死亡率的影像学方法，并能发现临床体格检查及 B 超不能检出的乳腺癌。目前推荐 40 岁以上的女性每 1～2 年接受 1 次乳腺钼靶检查，临床主要应用于下述人群：① 高危人群的筛查；② 一侧乳腺癌手术后患者对侧乳房的随访；③ 乳腺病变的良性、恶性鉴别诊断，尤其是乳腺钙化灶的鉴别诊断；④ 临床体检发现患者有皮肤凹陷、乳头回缩、皮肤增厚、乳头溢液时，应做乳腺钼靶摄片，以便发现乳房内的病变；⑤ 乳腺癌手术治疗前的检查，了解除乳腺癌原发灶以外，是否存在同侧或对侧乳房内的病灶等。

然而，乳腺钼靶检查也有其局限性：① 年轻女性乳腺正处于对射线敏感的时期，而且此时乳腺组织致密，钼靶检查不易检出病灶，所以一般认为35岁以下的年轻未婚女性、怀孕及哺乳时不宜行乳腺X线检查；② 乳腺癌术后放置乳房硅胶假体及置入假体的隆胸术后女性因其分辨率不高，也不宜用X线检查；③ X线检查并不能发现100%的乳腺癌，这主要是由于乳腺X线的穿透力有限，乳腺癌术后或乳房再造术后乳房结构变异，导致病灶显像不佳，检测的假阴性率为5%～15%；④ X线检查也有自己的盲区，若病灶位于乳房较高较深位置及乳房尾部的病变容易在钼靶检查中漏诊。

绝大多数乳腺癌在钼靶上表现为肿块、钙化或结构扭曲。90%的乳腺癌患者的钼靶片中可见到肿块和钙化。钼靶可以通过轴位和侧位摄片显示乳房内密度较高的占位性病变，常表现为不规则形或分叶状肿块；其边界常呈小波浪状的改变、模糊不清，与周围正常组织分界不清，犹如毛刺延伸到周边乳腺组织内。乳腺癌在钼靶胶片上显示白色的小亮点是肿瘤的钙化病灶，一般位于病变实质内，钙化灶形态各异、大小不等，细线分枝状或呈簇状分布。结构扭曲，常为有经验的医师在读片时的主观感受，主要表现为小锯齿状改变和皮肤、乳头回缩等。

（2）乳腺彩色多普勒超声检查：彩色多普勒超声是乳腺疾病检查时常用的影像学方法，可较好地显示乳房内肿块，同时也可以显示肿块内部及周围的血供情况，根据病灶的形态学特点、血流量与脉冲多普勒频谱分析结果，进行肿块性质的鉴别，准确率达到80%以上。另外，乳腺超声检查无创伤性、无放射性，可以进行病灶的定位，指导外科医师进行下一步活检或手术，已在临床上广泛应用。

但超声检查也有其局限性，主要表现为：为了尽量不漏掉病变，超声检查医师需用探头非常仔细地检查，但当遇到较大及松软的乳房时，检查耗时又容易出现疏漏；超声检查也受到医学技术发展的影响，存在探头分辨率的限制，对于某些极小的病灶或结构紊乱者，难以与正常乳腺结构相鉴别。

乳腺癌在彩色多普勒超声的主要表现为：肿块边界不整，无明显包膜回声，表面多呈不规则状，似蟹足样嵌于周围组织内；边界回声粗糙，可有周边回声增强之“恶性晕”；肿块多呈低回声或中等回声，当肿瘤有坏死液化时，肿瘤内可有液性暗区，浸润性导管癌可有导管扩张的征象；肿瘤后方回声呈衰减暗区；肿瘤内有钙化时常呈针尖样或粗颗粒样，散在、簇状或弥漫分布的强回声。腋下或锁骨上转移淋巴结多呈圆形或椭圆形，回声较低，淋巴结可有融合，淋巴门偏心移位甚至消失。

(3) 乳腺 MRI 检查：MRI 检查是近年来发展最为迅速的影像学检查技术之一，对软组织分辨率高，可多序列、多方位、双侧同时成像以及无电离辐射等优点，对乳腺恶性病灶的敏感性可接近 100%，随着各种成像序列等新技术的开发和应用，MRI 检测的特异性也正在不断提高。

在乳腺癌检查方面，MRI 检查对以下几种情况优于其他方法：致密型乳腺内病灶的检测；乳腺癌保乳术后局部复发的随访；乳房假体前方乳腺组织内病灶的观察；对多中心、多灶性病变的检出；胸壁侵犯和区域淋巴结转移的显示。另外，MRI 对携带 BRCA1 和(或)BRCA2 基因突变的女性患者，有着比乳腺钼靶更高的敏感性。最后，MRI 能发现临床体检及其他检查方法无法发现的小至 1～3 mm 的乳腺癌病灶。

由于 MRI 检查是通过强磁场作用于不同组织进行对比诊断，因此对于有安装心脏起搏器或其他金属置入物的患者，一般禁止做该项检查。而且目前国内尚缺乏 MRI 引导下的定位活检装置，限制其在临床上的进一步广泛应用。

乳腺癌在 MRI 检查上多表现为形态不规则、边界不清、常伴有毛刺，在 T1WI 上呈低信号，在 T2WI 上呈高信号。动态增强扫描常表现为由边缘向中心渗透的向心性强化，以及肿块边缘环形强化、导管强化等乳腺癌特征，临床上绝大多数患者行 MRI 检查时需要进行增强扫描。

(4) PET/CT

正电子发射计算机体层扫描(PET/CT)属于分子功能影像学诊断手段，既可显示病变的分子影像，又可显示其精细解剖结构影像。PET/CT 对＞1 mm 原发性乳腺癌诊断的灵敏性和特异性高，能较准确地判定乳腺内多发病灶，同时对腋窝淋巴结转移的诊断具有较高的灵敏度、特异性和准确性，可用于术前腋窝淋巴结转移情况的评估。但目前尚缺乏大型临床研究显示其较传统检查方法的优势，同时其存在价格昂贵、有放射性、敏感性太高等缺点，临床上应用需慎重。

4. 病理学检查

既然已经有了这么多影像学检查，是否就可以免去病理检查了呢?

临床体格检查和影像学检查并不能确诊乳腺癌，最终临床医师需要靠组织病理学检查来确诊乳腺癌，指导治疗方案的选择。病理学检查常用的方法有细胞学检查和组织学检查。细针穿刺细胞学检查通过负压吸取肿块内细胞，将细胞涂于载玻片上,请细胞病理学家进行诊断,其优点在于简便易行、准确性较高、创伤小、费用低、报告及时等,但细针穿刺只是细胞学水平的诊断,穿刺存在一定漏诊率和假阳性率(不是乳腺癌的疾病诊断为乳腺癌)。另外,其不能区分乳腺原位癌与浸润性癌,也无法准确检测 ER、PR 和 HER-2 的状态,故不推荐进行乳腺癌原发灶的细胞学检查。

目前乳腺癌的诊断依靠组织病理学诊断,主要包括空芯针穿刺活检和手术活检。空芯针穿刺的优点除了可以获取组织学病理诊断、能鉴别乳腺原位癌和浸润性癌,同时穿刺的标本可以准确进行 ER、PR 和 HER-2 状态的检测外,还可以让我们获得术前乳腺癌确诊结果,帮助医患双方事先充分讨论,以便制订合理的治疗方案。对于临床高度怀疑恶性病变而空芯针穿刺结果为阴性时,还需进行进一步手术活检,术中将乳房肿物完整切除送病理检查。术中快速冷冻切片病理检查可以快速获得病理结果,主要应用于术中乳腺疾病的诊断,为手术的方案提供依据,但其也存在一定的假阴性和假阳性,最后确诊需待术后石蜡切片病理检查。

乳腺癌的临床如何分期

当患者被确诊为乳腺癌之后,她们最关心的问题就是自己的乳腺癌处于几期。同样,对每位患者进行分析能够帮助临床医师判断患者的预后情况,当然同时还需要考虑患者的年龄、肿瘤的生物学特征等各方面的因素。下面就为大家详细解读一下应用最广的乳腺癌 TNM 分期——T:原发肿瘤的大小;N:区域淋巴结的转移情况;M:有无远处转移。TNM 分期系统包含 4 种类型:① 临床 TNM 分期，简称 cTNM，在治疗开始前，依据体格检查、影像学检查等辅助检查进行的临床分期；② 病理 TNM 分期，简称 pTNM，主要依据手术后的病理检查结果，对疾病进行的病理分期。需要指出的是进行区域淋巴结的病理分期时，需切除足够的淋巴结，以评定其最高的淋巴结级别；③ 再次治疗 TNM 分期；④ 尸解 TNM 分期。

下面介绍 2010 年发布的，也是目前应用最多的第 7 版 AJCC 乳腺癌分期

T——原发肿瘤

T_x　原发肿瘤无法评估

T_0　乳腺内未发现原发肿瘤

T_{is}　原位癌

T_{is}(DCIS)——导管原位癌

T_{is}(LCIS)——小叶原位癌

T_{is}(Paget)——乳头 Paget 病，不伴有肿块（伴有肿块时，按肿瘤大小分期）

T_1　肿瘤最大直径≤2 cm

T_{1mic}　微小浸润性癌，最大直径≤0.1 cm

T_{1a}　肿瘤最大直径＞0.1 cm，≤0.5 cm

T_{1b}　肿瘤最大直径＞0.5 cm，≤1.0 cm

T_{1c}　肿瘤最大直径＞1.0 cm，≤2.0 cm

T_2　肿瘤最大直径＞2.0 cm，≤5.0 cm

T_3　肿瘤最大直径＞5.0 cm

T_4　任何大小的肿瘤直接侵犯胸壁或皮肤（胸壁包括肋骨、肋间肌、前锯肌，但不包括胸肌）

T_{4a}　侵犯胸壁

T_{4b}　乳房皮肤水肿（包括橘皮样变）、破溃或限于同侧皮肤的卫星结节

T_{4c} 上述两者同时存在

T_{4d} 炎性乳腺癌

N——区域淋巴结

N_x 区域淋巴结无法评估(已切除)

N_0 无区域淋巴结转移

N_1 同侧腋窝淋巴结转移,可活动

N_2 同侧腋窝淋巴结转移,互相融合或与其他组织固定,或临床明显内乳淋巴结转移而无临床证据表明同侧腋窝淋巴结转移

N_{2a} 同侧腋窝淋巴结转移,互相融合或与其他组织固定

N_{2b} 仅有临床证据*显示内乳淋巴结转移,而无临床证据表明同侧腋窝淋巴结转移

N_3 同侧锁骨下淋巴结转移伴腋窝淋巴结转移;或有临床证据显示同侧内乳淋巴结转移;或同侧锁骨上淋巴结转移,伴或不伴腋窝或内乳淋巴结转移

N_{3a} 同侧锁骨下淋巴结转移

N_{3b} 同侧内乳淋巴结及腋窝淋巴结转移

N_{3c} 同侧锁骨上淋巴结转移

M——远处转移

M_x 远处转移无法评估

M_0 无远处转移

M_1 有远处转移

---

*临床证据的定义为:影像学检查(除外淋巴结显像)或体检发现,或大体病理标本即可见的异常。

下面是根据 cT、N、M 的分级来进行乳腺癌的临床分期。

分期	T	N	M
0 期	T_{is}	N_0	M_0
Ⅰ期	T_1	N_0	M_0
ⅡA 期	T_0	N_1	M_0
	T_1	N_1	M_0
ⅡB 期	T_2	N_0	M_0
	T_2	N_1	M_0
	T_3	N_0	M_0
ⅢA 期	T_0	N_2	M_0
	T_1	N_2	M_0
	T_2	N_2	M_0
	T_3	N_1	M_0
	T_3	N_2	M_0
ⅢB 期	T_4	N_0	M_0
	T_4	N_1	M_0
	T_4	N_2	M_0
ⅢC 期	任何 T	N_3	M_0
Ⅳ期	任何 T	任何 N	M_1

了解乳腺癌分期有何意义？乳腺癌的临床分期能够为临床医师提供很多重要信息，主要为以下两方面：

（1）评估患者的预后：乳腺癌原发肿瘤的大小、区域性淋巴结转移的情况以及有否远处转移对其预后有直接影响。研究表明，肿块≤2.0 cm，患者 5 年生存率为 94%；肿块 2.1～5.0 cm，患者 5 年生存率为 80%；而肿块＞5.0 cm，患者的 5 年生存率则下降到 66%。淋巴结是否转移及转移情况也是评估乳腺癌患者预后的重要指标，腋窝淋巴结无转移的患者 10 年无病生存率达 80%以上，而腋窝淋巴结发生转移的患者则显著降低，淋巴结转移个数越多，患者的无病生存率越低。

(2) 指导治疗方案的制订：0～Ⅱ期的早期乳腺癌患者，我们可选择保乳手术、前哨淋巴结活检术、改良根治术等；对于Ⅲ期等局部晚期的乳腺癌患者，标准的治疗方式是术前给予新辅助治疗，包括新辅助内分泌、化疗以及靶向治疗，术后辅以放疗或内分泌治疗。对于晚期转移性乳腺癌患者，通常认为失去了手术指征，应立即开始全身系统性的治疗，尽可能地改善患者预后，提高患者的生活质量。

怎样诊断急性乳腺炎

急性乳腺炎是各种原因所导致的细菌入侵乳腺组织，导致的乳腺炎症反应，常见的致病菌为金黄色葡萄球菌、表皮葡萄球菌以及链球菌。常好发于哺乳期妇女，特别是初产妇好发。细菌一般通过破损的乳头表面侵入体内，经淋巴道到达乳腺组织内；也可通过输乳孔潜伏于乳腺导管内。乳汁排泄通畅时，不会发生感染，但一旦有引起乳汁淤积的因素如乳头畸形、输乳管及输乳孔堵塞等存在，则就易发生感染。感染未能控制，则可进一步发展为乳腺脓肿。脓肿先是发生在一个腺叶内，然后穿破腺叶间纤维间隔，在多个腺叶内形成脓肿，相连形成多房性脓腔。若脓肿继续发展，可使表皮破溃，而形成乳瘘；也可向深部穿至乳房后间隙，形成乳房后脓肿。若细菌或毒素进入血液，可引起毒血症或败血症。

(1) 症状体征：急性乳腺炎 90%的患者为产后哺乳的妇女，其中初产妇又占绝大多数。急性乳腺炎通常发生于哺乳的最初 3 个月内。疾病初起主要表现为乳房肿块，并伴有红、肿、热、痛。感染灶部位较深时，局部症状、体征较轻。腋下淋巴结肿大、压痛也是常见的体征。感染较局限者全身症状可较轻，感染中、重度者可有发热、畏寒，体温多在 37.5～39℃之间。血常规表现为白细胞升高。

根据典型的临床表现(局部红、肿、热、痛及合并全身感染症状)及实验室检查，结合哺乳史，一般可明确诊断，必要时可进一步行超声检查。凡是哺乳期的妇女出现乳房局部胀痛，甚至出现寒战、高热、白细胞计数增多时，急性乳腺炎的诊断应是较明确的。

(2) 鉴别诊断：当临床症状不典型时，需注意与炎性乳腺癌相鉴别。炎性乳腺癌也好发于年轻女性，尤其是妊娠或哺乳期。此类乳腺癌发展迅速，可在短期内出现类似炎症的局部体征，病变乳房淋巴管内充满癌细胞从而影响淋巴回流，引起乳房皮肤的充血、发红，以至整个乳房肿大变硬。

两者主要区别在于：① 炎性乳腺癌的皮肤改变范围较广，皮肤颜色多为暗红色，表面水肿明显，且为压陷性；而急性乳腺炎皮肤为鲜红色，皮肤水肿不明显，压之有韧性感；② 炎性乳腺癌转移处淋巴结质硬、固定；急性乳腺炎肿大的淋巴结一般较为光滑、活动、质软。同时炎性乳腺癌所出现的体温升高及白细胞计数增多不如急性乳腺炎显著。

(3) 如何判断是否并发乳腺脓肿：主要方法有按触法、穿刺法和 B 超检查。① 按触法：用两手示指的指腹轻放于病患部，相隔适当距离，然后用一手指稍用力下按，另一手指端即有一种波动的感觉，这种感觉称为应指。经反复多次及左右相互交替试验，若应指明显者为有脓肿。在检查时需注意两手指腹应放于相对应的位置，并且在上、下、左、右四个方位检查。若脓肿范围较小，则用左手拇、示两指固定于脓肿的两侧，以右手的示指按触脓肿中央，如有应指为有脓。② 穿刺法：若脓肿不大且位于组织深部时，用按触法辨别脓肿脓液有困难时，可直接采用注射器穿刺抽脓方法，其不仅可以用来辨别脓肿的有无，确定脓肿位置的深浅，还可采集脓液标本，进行培养和药物敏感试验。但在穿刺时，必须严格消毒，选择粗细适当的针头，适宜的进针角度、深度等。一般选疼痛点最为明显处作为穿刺点，局麻后负压进针，边进边吸，若见脓液吸出，即可确定脓肿的部位。若一次穿刺无脓液吸出，可重复穿刺。③ B 超检查：B 超检查的特点是操作简单、无损伤，可比较准确地确定脓肿部位，并协助判断脓肿大小，从而能引导穿刺或切开排脓。

在诊断过程中，可能会遇到炎症临床表现不典型的情况。例如患者长期使用激素，体温及实验室检查通常无法判断局部的包块是否为脓肿及炎症发展情况时，需要进行详细病史的询问，以明确有无乳腺炎的易感因素，同时进行 B 超检查，根据 B 超检查结果，可对乳房包块进行穿刺，明确包块性质以决定下一步治疗方案。

怎样诊断浆细胞性乳腺炎

1. 临床表现

该病可见于青春期后任何年龄女性，好发于 30～40 岁女性，大多在非哺乳期、非妊娠期发病。多数患者有先天性乳头完全凹陷或呈线状部分凹陷，较多为一侧乳房发病，少数患者亦有双侧乳房先后发病，病情表现多样，且病程较长。

浆细胞性乳腺炎早期可表现为乳头溢液，呈间歇性、复发性，持续时间较长，溢液性质多为浆液性，也可为乳汁样、脓血性或血性；或有粉刺样物或油脂样物分泌，并伴有臭味。部分患者可有乳房肿块，往往起病较急，发病迅速，患者感觉乳房局部疼痛。肿块多位于乳晕区，可向某一象限延伸；肿块大小不等，直径大多小于 3 cm，但个别可达 10 cm以上，形状不规则，质地硬韧，表面可呈结节样，边界欠清，无包膜，常与皮肤粘连。如肿块局部出现红、肿、热、痛，则其红、肿范围可迅速扩大，如炎症能得到及时控制，则可形成脓肿；进一步发展乳房可有皮肤水肿，呈橘皮样变，部分可伴腋下淋巴结肿大、压痛。

2. 辅助检查

(1) 钼靶摄片提示浆细胞性乳腺炎的肿块多位于乳晕后，肿块呈密度增高影，内部可含有条索状透亮影，部分患者肿块内有囊状透亮影，边缘光滑，考虑为导管扩张所致。部分肿块周围可出现类似恶性肿瘤的“毛刺征”及钙化，但“毛刺”根部与尖部同宽，钙化为粗颗粒圆形钙化。以上两点可帮助与乳腺癌进行鉴别。

(2) B 超检查可见乳晕后部的肿块，呈内部不均匀低回声，无点状强回声、蟹足样改变等恶性肿瘤征象，导管可呈囊状、串珠样扩张。

(3) MRI 检查上浆细胞性乳腺炎炎症期主要表现为非肿块样病灶，节段性或区域性分布，累及范围相对较小。脓肿期表现为大小不等的薄壁脓腔形成，伴有丰富的扩张引流静脉，累及范围广泛。若有瘘管形成，即脓肿破溃与皮肤表面形成相通的瘘道，则表现为强化后中央低信号，而两侧窦道壁强化的“轨道征”，多伴有脓肿及炎症改变。在各期均可出现“扩张导管征”。浆细胞性乳腺炎在 T1WI 上常表现为高信号病灶、脂肪抑制 T2WI 呈低信号，可认为是其特征性表现。其动态增强曲线主要以上升型和平台型为主。

3. 鉴别诊断

结合患者的临床特点以及影像学检查结果，可将该疾病与乳腺癌相鉴别，但最终仍需病理学检查结果明确诊断。细针穿刺抽吸细胞学检查可见炎性坏死物质，大量浆细胞、淋巴细胞及细胞残骸。病理检查为确诊并鉴别乳腺癌最为可靠的依据，推荐选择空芯针穿刺。由于浆细胞性乳腺炎进行手术活检后伤口愈合非常困难，故不推荐临床应用。

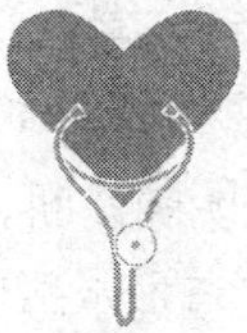

乳腺疾病
多样化的
治疗方法

姓名 Name ________ 性别 Sex ____ 年龄 Age ________
住址 Address ________________
电话 Tel ________________
住院号 Hospitalization Number ________________
X光号 X-ray Number ________________
CT或MRI号 CT or MRI Number ________________
药物过敏史 History of Drug Allergy ________________

乳腺增生需要治疗吗？怎样治疗

乳腺增生的治疗主要包括手术治疗和药物治疗。

1. 手术治疗

手术治疗的指征及方式：

(1) 明确诊断，当针吸细胞学检查阴性而临床体检及影像学检查提示恶变可能，须行手术活检，根据术中病理决定下一步治疗方式。

(2) 针吸细胞学检查提示非典型增生或多次穿刺抽吸囊液后囊肿反复复发以及药物治疗无效者，须手术活检，根据活检情况决定手术方式。

(3) 术中冷冻切片病理发现上皮细胞高度增生、间变者，可行乳房象限切除，若一级亲属有乳腺癌家族史，可行单纯乳房切除。

(4) 有乳腺癌家族史，术中冷冻切片病理提示非典型增生有明显异性，或乳头状瘤病患者可行预防性的单纯乳房切除术。

(5) 其他乳腺专科医师有怀疑的乳腺病灶者。

2. 药物治疗

可分为内分泌治疗及中药治疗，主要用于有乳房疼痛的患者。

(1) 在内分泌治疗中，他莫昔芬(三苯氧胺)最为常用，每日 10 mg 或 20 mg，应用 2 个月后即可见到疗效，6 个月为 1 个疗程。这是一种非类固醇抗雌激素药物，可以与雌激素竞争性结合雌激素受体，阻断乳腺组织细胞的分化、增生。但长期应用可增加患子宫内膜癌及肝细胞癌的危险性。

(2) 托瑞米芬作为与他莫昔芬同一类的抗雌激素药物，却无类雌激素作用，安全性较他莫昔芬高，也是一种常用的药物，但价格偏高。

(3) 溴隐亭作为一种泌乳素分泌抑制剂，也可用于乳房疼痛的治疗。剂量可为 2.5 mg，每日 2 次，患者症状可明显缓解，但可有较明显的恶心及头晕等不良反应。

(4) 另一类药物为雄性激素，以达那唑(丹那唑)为代表，其缓解乳房疼痛的效果非常明显，有文献报道可以达到90%以上(21/22)，但不良反应明显，大多患者在治疗过程中出现恶心、抑郁、月经紊乱和头痛。

(5) 在中医中药方面，年轻患者出现乳房肿块以及随月经周期变化的乳房疼痛，可服用逍遥散合四物汤加减：柴胡 9 g，香附 9 g，八月扎 12 g，青皮、陈皮各 6 g，当归 12 g，白芍 12 g，川芎 9 g，橘叶络各 4.5 g，益母草 30 g，生甘草 3 g。

中年女性患者也可服用二仙汤合四物汤加减：仙茅 9 g，仙灵脾 9 g，软柴胡 9 g，当归 12 g，熟地 12 g，锁阳 12 g，鹿角 9 g，巴戟 9 g，香附 9 g，青皮 6 g。

中医如何治疗乳腺增生

止痛和消块是中医治疗乳腺增生的要点。根据具体情况进行辨证论治。对于长期服药而肿块不消反而增大，且质地较硬，边缘不清，疑有恶变者，应手术切除。

1. 内治

(1) 肝郁痰凝：多见于年轻女性，表现为乳房肿块或疼痛随喜怒消长；伴有胸闷胁胀，善郁易怒，失眠多梦，心烦口苦；苔薄黄，脉弦滑；治宜疏肝解郁、化痰散结；方用逍遥蒌贝散加减。

(2) 冲任失调：多见于中年妇女，乳房肿块和疼痛月经前加重，经后缓解；伴有腰酸乏力，神疲倦怠；月经失调，量少色淡或闭经；舌淡，苔白，脉沉细。治宜调摄冲任。方用二仙汤合四物汤加减。

2. 外治

中药局部外敷于乳房肿块或疼痛处，多为辅助疗法。如用阳和解凝膏掺黑退消或桂麝散盖贴；或以大黄粉以醋调敷。若对外用药过敏者，应忌用之。

乳腺炎性疾病

怎样治疗急性乳腺炎

1. 非手术治疗

(1) 排空乳汁：处于炎症初期的患者应停止哺乳，但须注意乳头及婴儿口腔的清洁，这样可促进乳汁的排空，防止乳汁淤积。也可应用吸乳器排空哺乳后剩余的乳汁。

(2) 局部冷、热敷：早期的炎症可使用25%硫酸镁冷敷以减轻炎症造成的水肿，炎性肿块形成后用热敷，每日3～4次，每次15～20分钟，中药的外敷也可以加速炎症的吸收。

(3) 抗生素治疗：首选青霉素，剂量为每次80 U肌内注射，每日2～3次。青霉素过敏的患者可选用第一、二代头孢菌素，对于有青霉素过敏的患者，应用前须行头孢皮试。大环内酯类药物，如克林霉素也可选用。

2. 手术治疗

脓肿形成后最佳的治疗方式为脓肿切开引流，使炎症尽快消散。

(1) 切开引流的时机：浅表的脓肿形成时可触及明显的波动感，表面张力、皮温高，有触痛。深部的脓肿形成时波动感常不明显，须在压痛最为明显的部位进行穿刺抽液明确诊断，B 超检查可辅助诊断及定位，若 B 超提示脓肿形成及穿刺得脓液，则行切开引流。

(2) 切口的选择：乳房上方的脓肿应行放射状切口，乳晕下的脓肿行环乳晕切口，乳房下方的脓肿可行弧形切口。

(3) 引流须通畅：脓肿切开后，应以手指或血管钳探入清除坏死物质，并检查破坏脓肿腔的分隔，防止死腔的残留，以双氧水冲洗后，置入油纱条填充并塞紧脓腔。术后须勤换药，以免再度感染。

中医治疗急性乳腺炎有何特色

中医治疗急性乳腺炎很有特色并且疗效显著，关键在于早期发现、早期治疗，争取结块消散而不化脓，一旦化脓应及时予以恰当的治疗。另外，运用通乳或回乳的方法可缩短疾病治疗的时间。

1. 内治法

(1) 初期：常表现为乳头皲裂，哺乳时感觉乳头刺痛，伴有乳汁淤积或结块，乳房局部肿胀疼痛，皮色不红或微红，皮肤不热或微热。或伴有全身感觉不适，恶寒发热，食欲不振，脉滑数。治拟：疏肝活血，通乳消肿。药用：柴胡

9 g,当归 12 g,赤芍 15 g,紫花地丁 30 g,蒲公英 30 g,丝瓜络 9 g,路路通 12 g,王不留行 9 g,皂角刺 12 g,鹿角霜 12 g。加减:结块明显者,加桃仁 12 g,丹参 30 g;断乳者,加生山楂 30 g,生麦芽 30 g;疼痛甚者,加延胡索 12 g,广郁金 12 g,合欢皮 12 g;产后恶露未净者,加当归 12 g,益母草 30 g。

(2) 中期:即成脓期,患乳肿块逐渐增大,局部疼痛加重,或有雀啄样疼痛,皮色焮红,皮肤灼热。同侧腋窝淋巴结肿大压痛,至乳房红、肿、热、痛第 10 天左右,肿块中央渐渐变软,按之应指有波动感,穿刺抽吸有脓液,有时脓液可从乳窍中流出。全身症状加剧,壮热不退,口渴思饮,小便短赤,舌红,苔黄腻,脉洪数。治拟:清热解毒,托里透脓。药用:全瓜蒌 12 g(打),炒牛蒡 12 g,生山栀 9 g,忍冬藤 30 g,蒲公英 30 g,柴胡 9 g,当归 12 g,赤芍 15 g,泽兰 9 g,皂角刺 12 g,炙甲片 12 g(先煎),生甘草 6 g。加减:高热者,加生石膏 30 g(打),知母 12 g,连翘 15 g,黄芩 12 g;口渴甚者,加天花粉 12 g,鲜芦根 30 g;大便秘结者,加生大黄 9 g(后下)。

(3) 后期:脓肿成熟,可破溃出脓,或手术切开排脓。若脓出通畅,则肿消痛减,寒热消退,疮口逐渐愈合。若溃后脓出不畅,肿势不消,疼痛不减,身热不退,可能形成袋脓,亦有溃后乳汁从疮口溢出,久治不愈,形成乳漏者。治拟:益气和营托毒。药用:生黄芪 30 g,潞党参 12 g,炒白术 12 g,云茯苓 12 g,全当归 12 g,杭白芍 12 g,川芎 9 g,皂角刺 12 g,炙甲片 12 g(先煎),生甘草 6 g。

并发脓毒败血症:此时患者持续高热,面色潮红,谵妄,可出现转移性脓肿。治拟:凉血清热解毒。药用:水牛角 30 g,鲜生地 30 g,紫花地丁 30 g,野菊花 9 g,金银花 15 g,半枝莲 30 g,连翘 15 g,赤芍 15 g,丹皮 9 g,黄连 6 g,

生甘草 9 g。加减：神识昏糊者，加紫雪丹 4.5 g，分 3 次吞服，或安宫牛黄丸 2 粒，分 2 次化服；咳吐痰血者，加象贝母 15 g，藕节炭 12 g，鲜茅根 30 g；痉厥者，加羚羊角粉 0.9 g（冲服），钩藤 12 g（后下），龙齿 30 g（先煎）；大便秘结者，加生大黄 9 g，玄明粉 9 g（分冲）。

乳腺炎并发脓毒败血症的早期就要联合运用抗生素，若细菌培养阳性时，根据药敏试验正确运用抗生素。

（4）怀孕期乳腺炎：治拟：疏肝清胃安胎。药用：柴胡 9 g，橘叶皮各 6 g，黄芩 15 g，蒲公英 30 g，金银花 15 g，连翘 15 g，苏梗 9 g，苎麻根 9 g，生甘草 3 g。

2. 外治法

（1）初期：① 乳头有破碎或皲裂，可用麻油或蛋黄油每日 2～3 次外搽，或青吹口散加用麻油调敷。② 可用温热的水，将毛巾浸湿并拧干后，热敷于乳房肿痛处。③ 乳房按摩：先用热敷，继轻揪乳头数次，用 5 指从乳房四周轻柔地向乳头方向按摩，将郁结在乳房的乳汁渐渐推出。④ 用金黄膏或玉露膏外敷。⑤ 用鲜菊花叶、鲜蒲公英、仙人掌去刺捣烂外敷。⑥ 用六神丸研细末，适量凡士林调敷。

（2）中期：乳房部脓肿成熟时，应在脓肿最软、压痛明显处，及时作放射状切开排脓。切口位置应选择脓肿稍低的部位，切口不宜过大，切口长度与脓腔基底大小一致，使脓出通畅而不致袋脓，应避免手术损伤乳管形成乳漏；乳晕部脓肿应沿乳晕边缘作弧形切口；乳房后或深部脓肿，应沿乳房下缘作弧形切口。若脓肿小而浅者，可用针管穿刺抽脓后，外敷金黄膏。

（3）后期：① 切开或自行破溃后，用八二丹或九一丹提脓拔毒，并用药线引流，外敷金黄膏。待脓出净仅有黄稠滋水时，改用生肌散收口，并可用红油膏或生肌玉红膏盖贴。② 若有袋脓现象，可在脓腔偏下方用棉花或纱布折叠成块，用阔橡皮膏或绷带加压，使脓液不致潴留。如果此法没有获得预期效果时，则宜采取手术切开引流。在急性炎症红、肿、热、痛尚未消退时，不可运用。③ 若有乳汁从疮口溢出，将棉花或纱布折叠成块用绷带加压束紧，促进愈合。④ 若形成乳房部漏者，可先用五五丹药线捻插入管道以腐蚀管壁，至脓净改用生肌散、红油膏盖贴直至愈合。

总之，由于中医中药治疗急性乳腺炎有明显的优势。对于初期的患者，只要单纯用中医中药治疗；中期感染严重，局部及全身症状明显者，用中药为主、西药为辅。对于急性乳腺炎来说，青霉素只要不过敏，还是为首选的抗生素，以静脉滴注效果为好；并发脓毒血症时要中西医结合治疗。有些患者觉得中医中药治疗疾病慢，吃药又苦，外敷膏药脏，往往单纯选用抗生素治疗，有可能引起难消的硬块，日后不易消散。

怎样治疗浆细胞性乳腺炎

浆细胞性乳腺炎无特效药物治疗，主要依靠手术治疗。由于急性期可伴有细菌感染，此时应先行抗感染治疗，待感染控制，肿块缩小或皮肤肿胀消退后进行手术。根据疾病不同的表现，须选择不同的手术方式。当仅仅有乳管扩张或乳头溢液，肿块尚未形成，可根据溢液的乳管以美兰定位病变乳管，在术中从乳头根部切断病变乳管，连同部分乳腺组织行锥形切除。肿块形成时，可将肿块连同周围部分正常组织一同切除。当脓肿形成，切开或自行破溃后形成难以自愈的窦道，须手术完整切除窦道及病变组织。若乳房肿块，硬结较大且较多，并与皮肤粘连或多处窦道形成，经久不愈，则可以考虑行单纯乳房切除术。

中医治疗浆细胞性乳腺炎有何特色

浆细胞性乳腺炎中医属粉刺性乳痈的范畴，通过内服、外治等多种方法的联合应用，能够有效地减缓炎症，促进脓液吸收，缩小病灶范围，具有疗效好、损伤范围小、乳房外形改变小、保留其正常生理功能、复发率低等优点。

1. 辨证用药

浆细胞性乳腺炎多发生于女性，女子乳头属肝，乳房属胃，乳头为足厥阴肝经所属，乳房为足阳明胃经所循，故乳房疾病多从肝脾论治。肝经通调，乳络排泄顺畅，痰瘀不得以内积；脾气健运，饮食入胃，运化充分，水谷精微得以正常输布全身，津沫痰涎不得过多产生，乳络中的分泌物也随之减少。临床治疗以柴胡、黄芩、炒山栀、蒲公英疏肝清热，配以丹皮、赤芍、丹参、莪术、生侧柏叶活血散结，使肝气调达、乳络通畅，乳络通畅则壅滞之热有外泄之途，肿块易于消散，脓肿形成减少。若病变以乳晕部肿块为主，红肿不明显者，则加大活血散结药用量，加用桃仁、海藻等；病变红肿明显、瘘管形成者，加大疏肝清热药用量，并加用脱毒透脓药，如皂角刺、炙甲片等；乳头有血性溢液者，加用茜草炭、仙鹤草、地榆；溢液呈水样者，加生薏苡仁、茯苓；分泌物为脂质样者，加菝葜；病情变化与月经有关者，加用仙灵脾、肉苁蓉等调摄冲任；伴有发热者加用生石膏、知母等养阴清热；术后脓腐已脱者，加用黄芪、党参等补气健脾，促进创面愈合。在痊愈后宜巩固疗效，建议继续服药3个月，以减少复发。

2. 分期处理

浆细胞性乳腺炎根据其临床表现、病情程度的不同，可分为溢液期、肿块期、脓肿期及瘘管期。溢液期、肿块期多为本病的初期表现，发展到后期可为脓肿期及瘘管期。本病的治疗要根据疾病的不同分期，采用恰当的治疗方法，初期多以内服为主，外治为辅，后期则当以外治为主，内服为辅，正所谓“未溃偏重内治，已溃偏重外治”。

（1）溢液期：若仅表现为乳头粉刺样物质的溢液，而无疼痛亦无肿块者，可用生理盐水或75%乙醇（酒精）擦拭乳头，并配合内服中药，控制疾病进展。

（2）肿块期：可根据肿块的部位、范围及患者对乳房外观的要求分别采用不同的治疗方法。肿块期程度较轻的患者可仅通过内服中药缓解疼痛，消除肿块；对于顽固性的肿块，疼痛明显、不宜消散者，仍主张手术治疗。

（3）脓肿期、瘘管期：多采用手术治疗。病变范围≤2个象限且皮肤不红或暗红者，可行乳痈扩创术治疗后一期缝合；病变范围≥2个象限且疼痛伴皮肤红、灼热者；或病变范围≤2个象限且皮肤不红或暗红，但在乳痈扩创术中未能将病灶完全切除者，创口敞开不缝合，待换药一段时间后，再行二期缝合，可降低复发率，减少对乳房外形的破坏。伴有乳头溢液者须切除病变导管，有乳头凹陷者应同时行乳头矫形术。

疾病的全程皆需配合中药治疗，术前可缩小病灶范围，为手术一期缝合创造条件。术后清热祛腐，益气健脾，促进愈合，防止复发。对于敞开的创面，宜每天换药，根据创面的不同情况，选择合适的中医传统外用药物纱条填塞，纱条须均匀地嵌塞创面，早期宜紧，使创面脓腐彻底清除，不遗留病灶；中期既不宜过紧也不宜太松，以使创面肉芽从基底部长起，以免粘连；后期宜松，使创面迅速愈合。

3. 内外结合

在全程分期采用不同治法的同时，亦注重中医不同外治法在本病不同阶段的配合应用。如肿块期红肿疼痛明显者，可用箍围疗法以促使肿块消散，使疮形缩小，趋于局限。对于脓腔或瘘管位置较表浅者，可用切开法使内聚之疮疡毒邪随脓而泄，以达到肿消痛止的目的。对于脓腔或瘘管脓出不畅者(外口小或腔小而深)，可使用引流法使脓毒畅出，防止毒邪内蓄扩散，以促进脱腐生新敛疮。乳痈扩创术后亦可用引流法，帮助体内淤血的排出。深层瘘管、空腔，在创腔内肉色鲜嫩、脓液已净时可采用垫棉法，促使管腔愈合。运用此法时还可外加绷带加压绑扎。

4. 个人调护

本病的发生可能与油脂的过量摄入、精神状况、内分泌水平的紊乱、吸烟等因素有关，所以，对于浆细胞性乳腺炎患者应注意饮食的清淡，尽量避免油脂摄入，这样有利于控制疾病、降低复发率。另外，畅调情志，避免服用避孕药等可能引起体内激素水平紊乱的药物对于控制疾病的发生也有一定帮助。

乳腺癌

治疗乳腺癌有哪些方法

(1) 手术治疗：手术是早期乳腺癌治疗的首选方式，是唯一可能治愈乳腺癌的方法。乳腺癌的手术方法经历了长期的演变,过去人们认为手术切除范围越大,效果就越好。但是近年来这种观点有所改变,主张在保证肿瘤完全切除的基础上尽可能减少手术创伤。乳腺癌的手术治疗已从根治术时代,进入了改良根治术时代及保留乳房时代。这种发展趋势既保证了生存机会,又改善了生活质量;既重视了疾病的控制,又凸显了以人为本的理念。因此这一转变也是医学模式转变的体现。

(2) 化学治疗:化疗是通过化学药物杀伤肿瘤细胞的全身性治疗方法,是早期乳腺癌术后使用最多的治疗方法,也是晚期乳腺癌必不可少的挽救措施。化疗可以明显降低乳腺癌术后复发及转移风险,根据患者的不同肿瘤分期、类型及复发转移风险,有不同方案的化疗可供选择。在乳腺癌的治疗方法中,化疗的毒副作用相对较大,但是化疗仍然是肿瘤治疗中最常用的手段之一,因为适宜的化疗药物对肿瘤的杀伤最终还是会超过对身体正常组织的损害。

(3) 放射治疗:放射治疗简称放疗,是指利用放射性核素放射出的射线、X 线治疗机产生的普通 X 线、加速器产生的高能 X 线,还有各种加速器所产生的电子束、质子、快中子、负 π 介子以及其他重粒子等来治疗癌症的治疗方法。当射线穿过人体组织细胞时,使细胞内部发生电离,破坏细胞内部成分,特别是作用于 DNA,使 DNA 的单链和双链断裂,造成 DNA 损伤,从而抑制或杀灭肿瘤细胞,以达到治疗肿瘤的目的。而正常组织因对放射线相对不敏感且具备再修复能力而得以“幸免”。乳腺癌患者乳房切除术后,应该根据肿瘤的大小及淋巴结的转移情况决定是否放疗,而所有接受保乳手术的患者都应该接受放疗来加强局部控制。

(4) 内分泌治疗:乳腺癌内分泌治疗的原理就是阻断体内雌激素刺激肿瘤生长。正常乳腺上皮细胞含有多种激素受体,如雌激素受体(ER)、孕激素受体(PR)等。当乳腺上皮细胞发生恶变时,可以转变为激素依赖性乳腺癌细胞,其雌激素受体的功能与正常乳腺细胞相似,可以刺激肿瘤生长。对于这部分患者而言,阻断体内雌激素发挥作用就会起到治疗肿瘤的作用。

乳腺癌内分泌治疗主要有雌激素受体拮抗剂他莫昔芬(三苯氧胺)、第三代芳香化酶抑制剂(来曲唑、阿那曲唑、依西美坦),以及卵巢去势。绝经前妇女 50%～60%雌激素受体阳性,绝经后妇女 70%～80%为雌激素受体阳性,这些患者术后都应该接受内分泌治疗。

(5) 靶向治疗:乳腺癌的生物靶向治疗有很多种类,包括针对表皮生长因子受体的靶向治疗、抗血管生成的靶向治疗、基因治疗等,以下重点介绍治疗中最常用、研究较为透彻的针对人表皮生长因子受体-2(HER-2)基因扩增的靶向治疗。

HER-2 基因也称作 neu 基因或者 CerbB-2 基因,20%～30%的浸润性乳腺癌患者可以发现 HER-2 的基因扩增和(或)HER-2 蛋白的过度表达。HER-2 的高表达与肿瘤细胞的高转移活性密切相关。HER-2 蛋白高表达的乳腺癌多为雌激素受体阴性,淋巴结转移阳性的低分化癌,这种患者疾病复发或转移的可能较大,无病生存率和总体生存率都较低。

既然 HER-2 在乳腺癌的发生发展中具有这么重要的作用,如何针对 HER-2 进行治疗呢?曲妥珠单抗(商品名赫赛汀),便是针对 HER-2 蛋白研发的靶向治疗药物,可以产生抗体依赖性细胞介导的细胞毒作用,从而抑制肿瘤细胞的生长。大量临床研究证实了术后应用曲妥珠单抗可以有效降低疾病复发和转移风险,因此曲妥珠单抗已经是

HER-2阳性乳腺癌术后的标准治疗方案。

(6) 中医治疗：中医治疗作为乳腺癌综合治疗的一部分贯穿乳腺癌治疗的全过程，通过辨证论治改善乳腺癌患者的生存质量，减轻放、化疗的毒副作用，调节免疫功能，抑制肿瘤生长，从而延长患者的生存期。

中医典籍中多将乳腺癌称为“乳岩”，凡结块如石、溃后状似岩洞者称曰“岩”，而患生于乳房者称为“乳岩”。乳腺癌乃虚实夹杂之顽疾，整体属虚，局部属实，乳腺癌术后亦是如此。乳腺癌患者因正虚邪入而致病，经手术创伤后气血受损，正气更是受挫，又兼放、化疗毒素对残余癌细胞杀伤的同时，正气亦受损严重，故而乳腺癌术后辨证整体属虚是其根本。另一方面，乳腺癌手术不仅切除局部之癌灶，还将其最易转移侵蚀的腋窝淋巴结一并手术切除，然而癌细胞及毒素可能早已侵袭或滞留于血液、蛰伏于脏腑，是为邪滞之一；术后放、化疗，其药毒续扰为邪滞之二；患者体内代谢不断产生湿热浊痰、瘀蕴胶结为毒，为邪滞之三，故而“邪滞”亦是乳腺癌术后辨证之本。由此可见，乳腺癌术后“正虚、邪滞”均为其本，两者不可缺一。因此，乳腺癌术后“扶正祛邪”应为治之大法。通过扶正祛邪，标本兼治，可全方位调节机体功能，提高免疫力，调节内分泌。

乳腺癌手术治疗有哪些具体方法？适用于哪些患者

乳腺癌的常见手术方式为：乳腺癌改良根治术、乳腺癌根治术、乳腺癌扩大根治术、单纯乳房切除术、乳腺癌保乳术和前哨淋巴结活检。目前常用的乳腺癌手术方法是乳腺癌改良根治术、乳腺癌保乳术及前哨淋巴结活检。

（1）乳腺癌改良根治术：乳腺癌改良根治术是可手术乳腺癌最常见的手术方式。改良根治术的切除范围包括全部乳腺、腋窝淋巴结及胸大肌筋膜。患者术后是否需要辅助治疗需要根据肿瘤病理类型、分期、肿瘤分化程度以及肿瘤相关受体表达情况等多种因素决定。早期乳腺癌改良根治术后 5 年和 10 年的生存率均可达到 90%以上。无论是术后生存率还是复发率，乳腺癌改良根治术与乳腺癌根治术并无明显差异。

（2）乳腺癌根治术：Halsted 在 100 多年前最早报道了乳腺癌根治术的使用，是乳腺肿瘤外科治疗史上里程碑式的进步。这一术式曾经是国内外乳腺癌治疗的标准术式，其手术范围与改良根治术相比，增加了胸大肌、胸小肌的切除。据文献报道，乳腺癌根治术的 5 年生存率是 79.5%～85.5%，5 年治愈率约为 74%。然而由于根治术后患者并发症较多，而且术后患者生存情况与改良根治术相似，因此根治术的应用已逐渐减少，仅仅用于部分有胸肌肿瘤侵犯或淋巴结转移较明显的患者。

（3）乳腺癌扩大根治术：乳腺癌扩大根治术是在乳腺癌根治术的同时，切除胸骨旁（即乳内血管旁）的淋巴结。这种手术常用于肿瘤原发灶位于乳腺的中央区或内侧区并怀疑有内乳淋巴结转移的病人，手术方式有胸膜内式及胸膜外式。但由于乳腺癌内乳淋巴结转移的概率较小，并且术后内乳区可以通过放疗控制病情，因此现在扩大根治术的应用也逐渐减少。

（4）单纯乳房切除术：单纯乳房切除术的手术范围仅包括全部乳腺组织及胸大肌筋膜。它主要适用于乳腺原位癌患者，或配合前哨淋巴结活检应用于浸润性乳腺癌患者，或是因为其他原因不能耐受改良根治术的早期乳腺癌患者。手术范围较小，术后患者的并发症相对较少。

(5) 乳腺癌保乳术：乳腺癌保乳术仅切除肿瘤及周围部分正常乳腺组织，同时进行腋窝淋巴结清扫，术后所有患者都应该接受局部放疗。在欧美，早期乳腺癌应用保乳手术与改良根治术相比，两者的疗效和生存率相同。由于保乳手术从外观、功能和心理上所产生的影响较根治术均明显有益于患者，且并发症少、住院时间短，因此这一治疗方法已广为开展。

(6) 前哨淋巴结活检术：乳腺癌常规的腋窝淋巴结清扫可能产生一系列的术后并发症如患侧肢体肿胀、麻木、疼痛、感觉异常及活动困难等，并不是所有的乳腺癌患者都有腋窝淋巴结转移，那如何为这部分患者免去腋窝淋巴结清扫呢？这就需要进行前哨淋巴结活检。乳腺癌的淋巴转移通常都是有序的，按照淋巴回流逐级进展的，乳腺癌转移的第一站淋巴结称为“前哨淋巴结”，常规乳房手术后可以通过放射性核素探头或者美兰“导航”寻找前哨淋巴结，将其切除并送病理检查，如果前哨淋巴结阳性说明腋窝淋巴结有转移，并进一步行腋窝清扫；如果前哨淋巴结阴性，说明腋窝淋巴结没有转移，就可以免去腋窝淋巴结清扫以及随之而来的并发症。很多临床研究已经证实，前哨淋巴结活检与常规腋窝淋巴结清扫相比，患者的局部复发和远期生存情况都没有明显差别。

保乳手术适合或不适合哪些患者

保乳手术适合比较早期的乳腺癌，一般肿瘤≤3 cm 的孤立病灶。若触摸不到肿块，仅表现为微小钙化灶的乳腺癌，也可行保乳手术。一般肿瘤边缘距乳晕边缘≥2 cm，这样保乳后乳腺的外形所受的影响较小。

保乳手术也需要考虑乳房的原始体积，乳房过小，保乳手术后乳房外形可能并不理想；乳房过大，放疗后皮肤纤维化会导致胸部两侧明显不对称。保乳手术后均推荐患者接受放疗以加强局部疾病控制，因此有放疗禁忌证的患者不应接受保乳手术。除以上要求外，保乳手术患者应该接受详细的术前检查以评估病情范围以保障手术的顺利进行。

保乳治疗的绝对禁忌证包括：有过乳腺或胸壁放疗史者；妊娠且需要在妊娠期放疗者；乳腺 X 线显示弥漫的可疑恶性的微小钙化者；多中心病灶不能通过单一切口进行局部切除者和手术切缘持续阳性者。

保乳治疗的相对禁忌证包括：累及皮肤的活动性结缔组织疾病；肿块>5 cm 者；局部病理切缘阳性者；已知存在 BRCA1/2 基因突变的绝经前妇女和 35 岁以下的女性。

对于年龄>70 岁、淋巴结阴性、ER 阳性的乳腺癌患者施行保乳手术，如果病理学检查切缘阴性，术后口服他莫昔芬或芳香化酶抑制剂，可以考虑不使用术后放疗。

淋巴结清扫是怎么回事？哪些患者需要淋巴结清扫

医师在切除乳房的同时，会切除部分腋窝淋巴结。这些淋巴结嵌在脂肪组织中很难用肉眼看到，所以外科医师会将部分脂肪组织连同淋巴结一同切除下来，病理科医师会在显微镜下对切除下来的淋巴结和脂肪组织进行病理检查，了解其内是否存在癌细胞。这种方法可以帮助医师判断癌细胞是否转移到淋巴结，以及患者是否需要化疗、内分泌治疗、放疗等。

腋窝淋巴结清扫，可以控制局部区域病情，也可以根据淋巴结的转移情况提供预后指标。腋窝淋巴结的清除范围是目前研究较多的问题，应该清除多大范围淋巴结才能足够控制病情，才能获得肯定的信息判定患者预后情况？一般来说，以胸小肌为标志将腋窝淋巴结分为下、中、上3组，中下群腋窝淋巴结阴性而上群阳性的跳跃性转移很少，因此一般认为中下群切除是必需的，是对腋窝局部控制的必要措施。保乳手术中，中下群腋窝淋巴结清扫后腋窝复发率约为3%。做腋窝中下群淋巴结取样活检要求至少要切除≥10个淋巴结，才能获得较准确的病情信息和满意的局部控制。

腋窝淋巴结无转移的患者，腋窝淋巴结清扫本身无任何的治疗作用，也不会提高该组患者的生存率，因此，腋窝淋巴结清扫并非所有乳腺癌患者都需进行。在临床上，淋巴结转移与肿瘤大小有关，小于1 cm的肿瘤仍有12%～37%的患者淋巴结有转移，即使0.5 cm以下也有发生。而乳腺导管内癌淋巴结转移率小于1%，导管内癌伴微小浸润，小于1 cm的单纯管状癌，淋巴结转移率小于5%，这些患者是否需淋巴结清扫仍值得我们进一步的研究。

腋窝淋巴结清扫术后，患侧上肢及腋窝可能会出现肿胀，这是因为淋巴回流受阻所致。乳腺癌改良根治术后上肢水肿的发生率为10%～20%。一般来说上肢肿胀的周径与健侧上肢相比，不超过2 cm的算正常反应，超过3 cm的可能是术后并发症。因此术后应积极进行肢体的锻炼，促进上肢血液循环和淋巴回流，减少肿胀，早日恢复正常功能。

乳房重建适合于哪些患者

乳房切除术后的乳房重建又称为乳房再造术，是在乳房切除术后，使用自体组织移植或乳房假体来重建胸壁畸形和乳房缺损。一部分妇女在手术后因为自己失去了乳房而感到成为一个残缺的人，这种内心的创伤驱使一些患者产生再造乳房的迫切要求。随着乳腺癌治疗的进展，乳房再造技术日臻完善，因肿瘤切除后的乳房变形、放射线照射后的乳房萎缩以及先天性畸形的乳腺疾病患者，可以在适当的时候进行乳房重建手术。重建手术根据其开展的时间又分为一期重建和二期重建。一期重建是指在实施根治乳腺癌手术同时进行乳房重建。二期重建是指待患者乳腺癌手术切除后 1~2 年，已完成术后放疗且无复发迹象者进行的乳房重建。

广义来讲，患者有强烈乳房重建的愿望即可成为重建的指征，但出于对生命安全的考虑，在现阶段我们仍有一定的限制。即Ⅰ、Ⅱ期乳腺癌患者可行。这组患者原发肿瘤较小，没有侵犯皮肤和胸肌，所以手术后局部复发的机会也较小，乳房再造术不会影响肿瘤复发的及时诊断与治疗。一般而言，自体组织重建常见于二期重建，可以使术后的美观效果更加满意；假体重建常见于一期重建，可以减少放疗后的重建手术相关并发症。

乳房再造的方法有假体植入，自体肌皮瓣再造乳房或结合两者进行重建。如果局部有足够覆盖的皮肤和胸大肌存在，可于胸大肌下植入人工假体。目前最常用的人工假体是由硅胶制成的囊状物，有各种尺寸可供选择。如果胸壁皮肤过紧，可先埋入皮肤扩张器，待胸部皮肤松弛后再植入假体。自体肌皮瓣的转移有两种方法：一种是背阔肌皮瓣，就是将患者同侧的背阔肌皮瓣组织转移过来，填充乳房；一种是腹壁下动脉穿支的腹直肌肌皮瓣，利用腹部脂肪较多、组织量丰富的特点填充乳房。

乳腺癌术后乳房重建手术，不同于一般的整形手术，不仅要考虑到患侧与健侧乳房的大小、形态、对称、位置等多种美观因素，还要考虑到患者的具体情况以及术后治疗和预后等。因此，乳房重建手术是科学与艺术的结合。

哪些患者需要接受术后辅助放疗

在外科手术后进行的放射性治疗就叫做术后辅助放疗，以下 5 类乳腺癌患者应该接受术后辅助放疗：

(1) 所有接受保留乳房手术的乳腺癌患者。

(2) 切除了乳房的患者，如果病理报告提示有 4 个或 4 个以上淋巴结转移，应接受胸壁和锁骨上放疗，并考虑接受内乳放疗。

(3) 切除了乳房的患者，如果有 1～3 个淋巴结转移，强烈建议患者接受胸壁和锁骨上放疗，并可以考虑接受内乳放疗。

(4) 切除了乳房的患者，如果没有淋巴结转移，但是病理报告提示肿块大小＞5 cm，或者提示切缘阳性(＋)，应该接受胸壁放疗。

(5) 切除了乳房的患者，如果没有淋巴结转移，而且病理报告上描述肿块的大小≤5 cm，并且切缘距离肿瘤＜1 mm，则可以考虑接受放疗。

哪些患者需要接受术前新辅助放疗

在外科手术之前接受的放射治疗就是术前新辅助放疗，应该接受术前新辅助放疗的患者包括以下6类：

（1）乳房肿块比较大，估计直接手术切除有困难的患者，可以通过术前新辅助放疗来达到缩小肿块、争取手术机会的目的。

（2）乳房肿块生长迅速，在短期内明显增大的患者。

（3）肿块表面的乳房皮肤明显水肿，或者根据临床医师判断或影像学检查发现肿块与胸肌有粘连的患者。

（4）腋窝淋巴结肿大，或者腋窝淋巴结与皮肤及淋巴结周围的组织（包括血管、神经、肌肉等）有明显粘连的患者。

（5）由于各种原因接受了术前新辅助化疗或新辅助内分泌治疗，但是乳房肿块缩小不理想的患者。

（6）已经明确诊断为炎性乳腺癌，并且想通过手术治疗的患者。

放疗的时机与治疗时间的关系如何

1. 术后放疗

理论上，乳腺癌患者在接受了手术之后，如果不需要接受化疗，放射治疗应该在手术后2～12周开始，这样一个时间段的提出主要是考虑到患者术后伤口的恢复情况，经过临床医师评估认为伤口愈合情况良好的患者，应该尽早开始接受放疗。对于那些手术后需要化疗的患者，由于很多化疗药物会增强放射线的作用，这里的“作用”不仅包括治疗作用，还包括不良反应。由于乳腺癌放疗和化疗同步进行可能会损害美容效果、加重心脏和肺脏的毒性和不良反应，所以在乳腺癌的治疗中，同步放、化疗很少应用。如果需要接受全身性辅助化疗，应该在完成所有疗程的化疗后，尽早开始接受放疗。

术后放疗通常是每周放疗 5 天，周一到周五，每天接受照射 1 次，每次照射剂量约为 2 Gy，周六、周日为放疗间歇休息期。每周如此，持续放疗 5～7 周。

2. 术前放疗

对于那些因各种原因接受过术前新辅助化疗或新辅助内分泌治疗而乳房肿块缩小不理想的患者，如果选择术前放疗，应该在完成各项相关的检查后尽早开始放疗。因为肿块过大、肿块生长迅速等原因需要接受术前放疗的患者，也应该在组织病理学证实为乳腺癌后尽早开始治疗。

3. 乳腺癌术后局部复发的放疗

经过全面系统的检查，一经明确为乳腺癌局部复发，而且没有放疗的禁忌证，患者就可以开始接受局部放疗了。乳腺癌术后局部复发的常见部位包括锁骨上、胸壁、腋窝、内乳。放射治疗的范围应该覆盖患者的乳房淋巴引流区域的淋巴结及亚临床转移灶。针对术后局部复发的乳腺癌的放疗，根据放射范围的大小可分为两种：“广泛野照射”和“局部野照射”。所谓“广泛野”是指胸壁和锁骨上、下区域大范围照射；“局部野”是指病灶以及病灶外 2～3 cm 的范围。研究表明，放疗采用广泛野照射的局部复发率低于采用局部野照射者，所以目前临床上应用较多的是广泛野放疗，照射剂量一般为 6 000～7 000 Gy，分 30～35 次完成，放疗时间为 6～7 周。

乳腺癌骨转移时，如果适合接受放射治疗并且没有放疗的禁忌证，也应该尽早开始放疗。骨转移的患者一般都有疼痛的症状，放疗除了可以控制骨转移病变进一步发展之外，还可以有效止痛。

放疗有哪些不良反应？ 如何处理

常见的放射治疗并发症包括：放射性皮炎、放射性肺炎(肺纤维化)、手臂水肿、心脏毒性和不良反应、骨髓抑制等。

(1) 放射性皮炎：放射性皮炎是指因为放射治疗导致的皮肤炎症反应，而非感染所致。凡是接触或应用放射线如X线、β射线、γ射线等照射时，引起放射性皮炎的主要原因有：缺乏正确或充分的防护，射线的用量不恰当，在短时间内接受了大剂量的放射线，癌症患者反复接受放射治疗，使照射范围过大，均可引起放射性皮炎。

放射性皮炎根据患者的皮肤受伤害的程度和范围，可以分为4度。Ⅰ度称之为“毛囊性丘疹与脱毛反应”，患者的肤色外观通常正常，或仅有轻微的色素沉着而引起的肤色偏深；Ⅱ度为“红斑反应”，皮肤局部有瘙痒、疼痛、灼烧感，可有轻度的水肿；Ⅲ度为“水疱反应”，有剧烈的皮肤瘙痒感、灼烧感，疼痛比较明显，皮肤上可以看见水疱，水疱破溃后形成糜烂面，有液体流出；Ⅳ度为“坏死溃疡反应”，顾名思义，这是最严重的放射性皮炎，皮肤发生破溃，破溃面较大、较深，甚至可以到达肌肉层。

轻度者(Ⅰ度)一般不需要处理；有红斑者可局部湿敷，或局部外用消炎抗过敏类的软膏；当出现糜烂、有液体流出者，可采用硼酸水、碘伏等湿敷外涂的方法；当出现水疱进而发生溃烂者，可以接受激光疗法等物理治疗。

并不是每一个接受放疗的患者都会患放射性皮炎，如果预防得当，发生放射性皮炎的概率会大大降低。在放疗期间，建议患者穿着柔软、全棉内衣；淋浴时用温水和柔软的毛巾轻轻蘸洗，避免用力擦洗，禁用肥皂等刺激性较强的洗浴用品，避免热水浸浴；避免冷、热刺激，如热敷、冰袋等；应注意保持照射部位皮肤的清洁与干燥；放疗部位的皮肤不要使用化妆品，不可粘贴胶布以免拉扯胶布损伤皮肤。

（2）放射性肺炎（肺纤维化）：是指因胸部肿瘤如乳腺癌，接受放射治疗后，在放射范围内的正常肺脏组织受到了放射线的损伤，从而表现出的炎症反应，与因为细菌、病毒引起的感染性肺炎有本质上的区别。

轻者可无明显症状，常在放疗后的第 2～3 周出现症状，常表现为刺激性干咳，没有痰液，伴有气急、心慌或胸闷、胸痛，通常情况下患者不会发热或低热，很少情况下会出现高热。气急症状可随着肺纤维化的加重而进行性加剧。放射性肺炎的患者容易发生呼吸道感染，如果并发了呼吸道感染，则会进一步加重呼吸道症状，咳嗽、咳痰、胸闷、胸痛、气急等症状都会加重，乃至出现全身症状，如高热、乏力等，重症的患者甚至可导致死亡。

根据临床资料显示，放射性肺炎的发生主要与放射线的剂量、肺部遭受照射的面积以及照射速度有关，6 周内接受放射线的剂量少于 20 Gy 的话一般很少发生放射性肺炎，而剂量超过 40 Gy 的患者发生放射性肺炎的概率明显增加。

放射性肺炎的治疗以对症治疗为主，早期应用糖皮质激素有效，轻者口服泼尼松或地塞米松，重症者可静脉滴注地塞米松，并可能需要通过吸氧来改善低氧血症状态。如合并肺部感染，则需要合理应用敏感的抗生素进行抗感染治疗，同时可以应用止咳、化痰、平喘的药物来缓解症状，有发热的患者当然也需要降温治疗。

本病的关键在于预防，患者的家属应给予患者积极的心理疏导，让他(她)保持一种良好的精神状态和心态，同时要注意观察患者的呼吸次数及深浅情况。此病的预防措施主要由放疗科医师掌握，比如严格控制放射剂量、控制被照射的范围、选择适当的照射速度、选择恰当的照射技术等。作为患者可以做到的就是：一旦出现呼吸道症状，立即就诊，配合医师，尽早明确诊断并开始正规的治疗，阻断病情的进展。这里需要提醒患者，就诊时请务必如实提供相关信息，例如何时接受放疗，最好可以提供放疗的剂量，这都将有利于医师准确、快速地评价病情、病因。此外，切勿因自认为是感冒，擅自口服抗生素或感冒药而延误了治疗的最佳时机。

(3) 手臂水肿：乳腺癌患者经过手术和放射治疗后，一部分人的手术那一侧的手臂会发生肿胀。这主要是因为乳腺癌手术和放疗都可能会损伤局部的淋巴管，使正常的淋巴液无法正常回流，手臂就会逐渐肿胀起来。大约半年后，因乳腺癌手术引起的手臂水肿会逐渐减退。但是，如果受到手术和放疗的双重影响，手臂水肿可能会存在较长一段时间。

术后当切口愈合后，即可以开始做肘、腕、手部的运动，尽可能活动手术那一侧的手臂，促进淋巴液的回流，或以双手扶着墙壁慢慢向上举手臂做“爬墙运动”。尽可能不在手术那一侧的手臂输液、抽血、测量血压等。生活中应注意手术那一侧的手臂不要拎提重物，避免蚊虫叮咬，衣服袖口应宽松，以免进一步影响淋巴液回流、血液回流。平时还应注意预防手臂感染，特别是在放疗后的最初阶段，一旦手臂包括手部不小心受伤，应该做到及时消毒、包扎，防止因此发生感染，因为感染会诱发或加重手臂水肿，甚至导致更为严重的并发症。

（4）骨髓抑制：我们人体血液中有各种细胞，如红细胞、血小板、白细胞等，这些细胞最初绝大多数是在骨髓中产生并释放到血液中，另外一部分则是在人体的淋巴组织中产生并释放到血液中的。由于骨髓和淋巴组织对放射线非常敏感，所以在放射线杀伤癌细胞的同时或多或少也会影响到骨髓或淋巴组织，从而影响正常血液中细胞的形成。一般在放疗开始后的第2周会出现血液中白细胞、血小板数量的下降，患者通常情况下并没有明显的症状，或仅表现为疲软乏力、易感染（如感冒等）、皮肤易出现瘀点瘀斑、抽血化验后针眼不易止血、皮肤创面难愈合等。

建议患者定期复查血常规，如果发现血白细胞降低明显，可予以药物升白细胞治疗，如粒细胞集落刺激因子、中药制剂等。当白细胞降低明显时，可能伴发感染、发热，一旦出现发热症状，应开始应用抗生素预防或治疗感染。

平时在饮食方面应注意补充丰富足量的营养，甚至可以借鉴中药食补的方法来提高机体免疫力，保持良好的心情、心态，经常到户外进行适度的有氧运动，增强体质。同时还应注意预防感染和出血，要了解自己的身体，善于观察，善于发现不良情况，出现任何不舒服，应及时到医院就诊，切勿掉以轻心、延误治疗时机。

化疗适合或不适合哪些患者

对于可手术的乳腺癌患者来说，术后化疗（即医师常说的辅助化疗)可以起到杀灭残余肿瘤细胞以及远处的潜在转移病灶的作用。化疗从20世纪70年代起就已经越来越广泛地应用于乳腺癌的治疗,已经成为乳腺癌综合治疗的重要组成部分。总体来讲,大多数浸润性乳腺癌且重要脏器功能正常的患者都可接受化疗。但是否每个患者都必须化疗则需通过权衡患者的复发风险、化疗收益和化疗的不良反应来综合决定。

目前的乳腺癌治疗共识将早期乳腺癌患者根据年龄、肿瘤大小、肿瘤组织学分级、淋巴结转移情况及肿瘤受体表达等因素分为高、中、低危3组。

低度危险的定义:腋窝淋巴结阴性,并同时具备以下所有特征:原发灶≤2 cm,病理分级1级,未侵犯肿瘤周边脉管,ER或PR阳性、HER-2基因无过表达或扩增,年龄≥35岁。

中度危险的定义:① 腋窝淋巴结阴性,并至少具备以下特征中的一项:原发灶>2 cm、病理分级为2~3级、有肿瘤周边脉管侵犯、HER-2基因过表达或扩增、年龄<35岁;② 1~3个腋窝淋巴结转移,且ER或PR阳性、HER-2(-)。

高度危险的定义:① 1~3个腋窝淋巴结转移,ER或PR阴性,或HER-2(+);② 3个以上腋窝淋巴结转移。

一般而言,中危及高危的患者都推荐接受化疗来降低疾病复发风险,低危的患者可以考虑不化疗而仅接受内分泌治疗或放疗来控制病情。

给予患者化疗时必须同时考虑患者的整体健康状况、基础疾病、预期寿命及化疗后毒性和不良反应等因素,从而对化疗带来的益处和风险作出综合判断,再确定是否选择辅助化疗以及选用哪种方案。

术前化疗主要适合哪些患者

术前化疗，即所谓的“新辅助化疗”，指在非转移性肿瘤的局部治疗前进行的全身性、系统性的细胞毒性药物治疗。

术前化疗主要用于以下两类患者：

(1) 局部晚期乳腺癌，使不能手术的患者可以手术。所有炎性乳腺癌患者和不适合直接手术的局部晚期乳腺癌患者，如区域淋巴结转移严重、皮肤或者胸壁被肿瘤侵犯的患者等都可以接受术前化疗。术前化疗可以通过使肿瘤降期达到可手术根治的目的，现在已经成为局部晚期乳腺癌的标准治疗方法之一。

(2) 肿块较大的乳腺癌，使不能保乳手术的患者可以接受保乳手术。一些有保乳要求而又不能直接手术的患者。可以先行术前化疗，使肿瘤降期以后实施保乳手术。临床研究已经证实通过术前化疗降期后实施保乳手术的局部复发率与早期乳腺癌直接行保乳手术后的复发率相似。

客观上，新辅助化疗的有效率可达到80%，还有20%的患者对于新辅助化疗不敏感，因此在新辅助化疗之前要对病情做好评估以选择适宜的化疗方案和时机，以求最佳疗效。首要的是明确诊断和分期，除了临床医师的经检和影像学评估外，组织病理学的检查也非常重要，明确原发病灶的组织学分级、激素受体状态以及HER-2状态。这些指标不仅可以为选择化疗方案提供依据，而且如果出现了新辅助化疗后原发灶完全消失的情况，化疗前的评估资料将会是后续治疗的重要依据。

治疗乳腺癌的化疗药物有哪些?有何不良反应

化疗药物通过作用于肿瘤细胞周期的不同阶段,阻止DNA和蛋白质的合成,抑制或杀灭肿瘤细胞。根据抗肿瘤化学药物的化学结构和作用机制不同,可以将它们分为:烷化剂类、抗生素类、抗代谢类、植物类、铂类药物。下面分别介绍各类药物的代表药物。

(1)环磷酰胺:属于烷化剂类药物,是临床上较常用的一类抗肿瘤药物,在联合化疗方案中常缩写为C,属于氮芥类烷化剂,环磷酰胺必须在肝脏内代谢成有活性的产物,才能发挥抗肿瘤作用,最终经肾脏由尿液排泄,故在用药期间患者需多饮水,以增加尿量,防止药物在膀胱内蓄积引发膀胱炎。环磷酰胺的主要毒副作用是骨髓抑制,与使用剂量有关。白细胞减少最为突出,最低点在用药后第8~14天,第18~25天可以恢复。对绝经前患者而言,环磷酰胺的另一个重要的不良反应是引起卵巢功能抑制,导致化疗后闭经。CMF方案化疗6个周期的患者中闭经发生率为31%~38%。而年龄大于40岁的患者闭经发生率为20%~100%,卵巢损害的程度随着年龄及环磷酰胺累积剂量的增大而增加。

(2)多柔比星和表柔比星:属于蒽环类抗肿瘤抗生素类药物,是乳腺癌化疗药物的基石,广泛应用于多种化疗方案,常用的有多柔比星和表柔比星。多柔比星,又叫做阿霉素,在联合化疗方案中缩写为A;表柔比星,又叫做表阿霉素,在联合化疗方案中缩写为E。多柔比星的主要不良反应为心脏毒性,多见于累积剂量达到450 mg/m^2以上患者。

轻者表现为室上性心动过速及心电图 ST－T 改变，重者出现心力衰竭，骨髓抑制也较常见，可见于 60%～80%患者。表柔比星的心脏毒性比多柔比星小，引起心脏毒性的平均累积剂量约为 900 mg/m²。其他常见的毒副作用为骨髓抑制及胃肠道反应如恶心、呕吐等。

（3）氟尿嘧啶：氟尿嘧啶属嘧啶类抗代谢药物，在联合化疗中缩写为 F，也称作“5－氟尿嘧啶”或者“5－FU”。其主要毒副作用为消化道毒性，如原发性口腔炎、腹泻、胃肠道出血等，与用药剂量相关，恶心、呕吐较少。卡培他滨也属嘧啶类抗代谢药物，多用于蒽环类和紫杉类耐药的转移性乳腺癌。与氟尿嘧啶相比，卡培他滨具有一定的靶向性，在肿瘤组织部位浓度更高，可以更加有效地杀伤肿瘤细胞，显著减少氟尿嘧啶对患者的不良反应，并且卡培他滨是口服用药，相比其他静脉用药的化疗药物使用更加方便。其较多见的毒副作用有手-足综合征、腹痛、腹泻、中性粒细胞减少及贫血等。

（4）紫衫醇/多西他赛：这类药物多是从植物中提取的抗肿瘤有效成分。代表药物有紫杉醇和多西他赛。紫杉类药物目前越来越多地应用于乳腺癌的治疗，临床上显示出很好的疗效。使用紫杉类药物可能发生变态（过敏）反应，表现为荨麻疹、哮喘、呼吸困难、胸痛和低血压，但经过抗过敏药物预处理后变态反应发生的概率和严重程度都会显著降低。紫杉类药物的其他毒副作用表现为骨髓抑制、血压异常、心律失常、脱发、肝功能异常、恶心、呕吐等。长春瑞滨属半合成长春新碱类药物，多用于复发转移性乳腺癌，主要的毒副作用是骨髓抑制，表现为白细胞减少，治疗前中性粒细胞低于 1.5×10^9/L 时不宜使用。

（5）顺铂/卡铂：铂类药物的作用机制类似于烷化剂，

通过与DNA结合导致DNA在复制时断裂，达到抑制肿瘤细胞增殖的作用。属细胞周期非特异性药物。铂类药物的毒性较大，主要为肾毒性、神经毒性、耳毒性和骨髓抑制。另外，铂类药物所致的急性或迟发性恶心呕吐也较严重。在应用铂类药物尤其是顺铂时需要进行“水化”处理，防止出现严重的肾功能损害。

常用的化疗方案有哪些

乳腺癌的化疗最早使用的药物是环磷酰胺(CTX)、氟尿嘧啶(5-FU)、甲氨蝶呤等，20世纪80年代蒽环类药物(多柔比星和表柔比星)的应用成为乳腺癌化疗的基石，90年代紫杉类药物(紫杉醇、多西他赛)在蒽环类药物基础上进一步提高了疗效，使乳腺癌的预后有了明显改善。

(1) CMF方案：是乳腺癌辅助治疗中最早使用的联合化疗方案，但目前已经较少应用，仅见于部分低度复发风险或不能耐受其他化疗方案的患者。常用剂量及疗程如下：

• CMF静脉注射方案：

环磷酰胺500 mg/m²，静脉注射，第1天，第8天用药；
氨甲蝶呤50 mg/m²，静脉注射，第1天，第8天用药；
氟尿嘧啶500 mg/m²，静脉注射，第1天，第8天用药；
每4周为1个疗程，共6个疗程。

• CMF口服方案：

环磷酰胺100 mg/m²，口服，第1～14天用药；
氨甲蝶呤40 mg/m²，静脉注射，第1天，第8天用药；
氟尿嘧啶600 mg/m²，静脉注射，第1天，第8天用药；
每4周为1个疗程，共6个疗程。

(2) 含蒽环类药物的化疗方案：20 世纪 80 年代至 90 年代蒽环类药物在治疗晚期及早期乳腺癌中取得了较好的疗效，奠定了其在乳腺癌化疗中的基础地位。常用的含蒽环类药物的方案有 AC、EC、CAF、CEF 等，其常用剂量及疗程如下：

方案	剂量		疗程
AC	多柔比星 环磷酰胺	60 mg/m² 600 mg/m²	每 3 周 1 个疗程，共 4 个疗程
EC	表柔比星 环磷酰胺	90 mg/m² 600 mg/m²	每 3 周 1 个疗程，共 4～6 个疗程
CAF	环磷酰胺 多柔比星 氟尿嘧啶	500 mg/m² 50 mg/m² 500 mg/m²	每 3 周 1 个疗程，共 6 个疗程
CEF	环磷酰胺 表柔比星 氟尿嘧啶	500 mg/m² 90 mg/m² 500 mg/m²	每 3 周 1 个疗程，共 6 个疗程

(3) 含紫杉类药物的化疗方案 ：紫杉类药物在蒽环类药物的基础上进一步提高的化疗的疗效，目前已经是淋巴结阳性及淋巴结阴性患者的标准治疗方法。常用的含紫杉类的化疗方案及疗程如下：

方案	剂量		疗程
TC	多西他赛 环磷酰胺	75 mg/m² 600 mg/m²	每 3 周 1 个疗程，共 4 个疗程
AC→P	多柔比星 环磷酰胺 紫杉醇	60 mg/m² 600 mg/m² 80 mg/m²	AC 每 3 周 1 个疗程，共 4 个疗程 序贯紫杉醇每周 1 个疗程，共 12 个疗程

续 表

方案	剂	量	疗 程
FEC→T	氟尿嘧啶 表柔比星 环磷酰胺 多西他赛	500 mg/m² 100 mg/m² 500 mg/m² 100 mg/m²	FEC 方案每 3 周 1 个疗程,共 3 个疗程 序贯多西他赛每 3 周 1 个疗程,共 3 个疗程
TAC	多西他赛 多柔比星 环磷酰胺	75 mg/m² 50 mg/m² 500 mg/m²	每 3 周 1 个疗程,共 6 个疗程
AC→P（密集型）	多柔比星 环磷酰胺 紫杉醇	60 mg/m² 600 mg/m² 175 mg/m²	AC 每 2 周 1 个疗程,共 4 个疗程 序贯紫杉醇 每 2 周 1 个疗程,共 4 个疗程

化疗不良反应如何预防和处理

由于化疗药物均为细胞毒性药物,通过作用于细胞周期达到杀灭肿瘤的作用,故对正常代谢旺盛的组织器官,如消化道上皮、骨髓、肝、肾等也有很强的毒性,但是实践证明,要取得显著的抗癌效果,必须有足够的剂量强度,即要在尽可能短的时间内应用足够剂量的化疗药物。因此规范的化疗是不可能没有毒副作用的,国际上把化疗的急性和亚急性不良反应分为 5 级。其中 0 级为正常,1～4 级分别为轻度毒性、中度毒性、高度毒性和威胁生命的毒性。虽然化疗的毒副作用是不可避免的,但是可以通过做好化疗前的准备,化疗中的保护用药等手段减轻和缓解毒副作用,这里主要介绍常见的化疗不良反应的处理。

(1) 血液毒性：血液学毒性也称为骨髓抑制,也是化疗中最常见的不良反应之一,主要包括白细胞减少、中性粒细胞减少、红细胞减少以及血小板减少等。骨髓抑制的发生机会和程度与化疗药物的种类、剂量、应用方法、患者的体质、肿瘤分期、是否存在骨髓转移和与骨髓相关的其他疾病、既往有否放化疗等很多因素有关。

骨髓抑制时骨髓中生长最为活跃的白细胞下降最为迅速，程度也最为明显，其次是血小板，而红细胞则一般不会因短时间的化疗而发生太大的变化。白细胞，尤其是中性粒细胞的重度减少会增加重度感染的危险，这一毒副作用是绝大多数抗癌药物的剂量限制因素。外周血白细胞总数持续低于 4×10^9/L，称为白细胞减少症，其中主要是粒细胞减少。当粒细胞绝对值低于 1.5×10^9/L 时，称粒细胞减少症。减少至低于 0.5×10^9/L 时，称粒细胞缺乏症，是骨髓抑制后的一种非常严重的并发症，粒细胞缺乏的患者极易发生感染。当单次口腔体温≥38.3℃或≥38℃超过 1 小时，中性粒细胞＜0.5×10^9/L，或＜1.0×10^9/L 但预期 48 小时内会下降至≤0.5×10^9/L，称为发热性中性粒细胞缺乏，是骨髓抑制后并发感染的重要临床表现。血小板低下的危险是发生出血，血小板数降低到 10×10^9～20×10^9/L 以下时应输注血小板以预防出血。

纠正白细胞减少主要靠应用粒细胞集落刺激因子(G-CSF)，使用方法分为预防性应用和治疗性应用。预防性应用即在白细胞未明显下降时应用，一般从化疗或放疗后 48 小时开始，连续用药 5～7 天。停药的指标是白细胞超过 10×10^9/L 或化疗后白细胞一直在正常范围。治疗性应用是指白细胞已降低后用 G-CSF 迅速提高血象。一般希望白细胞尽快上升，所以用药量应当较大，不良反应也会比较明显。

(2) 消化道不良反应：主要包括恶心、呕吐、食欲缺乏、腹泻、消化道出血、口腔黏膜炎、食管炎等。其中恶心、呕吐是最常见也是给患者带来最大痛苦的一种化疗不良反应。

急性呕吐：发生于用药后的几分钟到几个小时之内，多在24小时之内消失，发生强度高峰在用药5～6小时。对于此类呕吐可使用5-HT_3受体拮抗剂，临床常用药物有昂丹司琼和格拉司琼，是目前对急性呕吐单药应用效果最好的药物。

迟发性呕吐：主要发生于用药24小时后，通常与顺铂、卡铂、环磷酰胺、多柔比星(阿霉素)和表柔比星(表阿霉素)等有关。临床常用肾上腺皮质激素，如地塞米松和甲泼尼龙，来预防和治疗迟发型呕吐。地塞米松不仅在高、中催吐化疗急性呕吐的预防中必不可少，对迟发型呕吐和中等以下催吐药物的化疗呕吐预防也是很常用的。另外，近期上市的NK-1受体拮抗药，如阿瑞吡坦，可以有效加强5-HT_3受体拮抗剂与地塞米松对含顺铂化疗的急性呕吐和迟发型呕吐的预防效果。但该药物对很多化疗药的代谢有一定影响，因此目前一般只推荐应用于催吐可能性较大的化疗药。

(3) 内脏毒性

• 肝脏毒性，包括血清转氨酶升高、胆红素升高等肝功能异常的表现。化疗引起的肝功能损害可表现为肝细胞性的功能障碍(中毒性肝炎)、静脉闭塞性疾病以及慢性肝纤维化等。临床表现为ALT、AST以及总胆红素升高，但多为可逆性，停药或给予保肝药后可恢复。预防方法：① 用药前后检查肝功能；② 过去患过肝炎或肝功能不正常者慎用化疗药物；③ 严格选择化疗适应证，尽量少用或不用严重损害肝功能的药物；④ 化疗期间使用保肝药物。

• 肾脏毒性：包括肾功能不全、肾小管损伤等。常导致肾功能损伤的化疗药有顺铂、甲氨蝶呤、环磷酰胺等。其中以顺铂最明显，一般发生于给药24小时后，3～7天最明显，约2周可恢复，肾损伤的严重程度与顺铂剂量成正比。大量水化及利尿可明显减轻顺铂的肾毒性，这就是为什么在使用顺铂前和使用时需要大量输液并加用利尿剂的原因。并且，由于大量补液和利尿很容易导致水电解质紊乱，故治疗过程中需要检测血电解质变化，必要时需予以纠正。甲氨蝶呤大剂量使用可引起急性肾毒性，处理办法是水化和碱化尿液。

• 心脏毒性：主要包括心肌损伤、心功能不全或心力衰竭、心律失常等；导致心脏毒性的药物主要是蒽环类药物多柔比星（阿霉素）、表柔比星（表阿霉素），这类药物可引起充血性心力衰竭、心律失常、心包炎、心肌缺血和心肌梗死等。多柔比星与表柔比星的心脏毒性与剂量有关，当总剂量大于450 mg/m^2及900 mg/m^2时，心脏毒性明显增加。防止化疗对心脏的毒性应注意：① 化疗前应了解是否有心脏病史，检查心电图，心脏彩超，掌握用药适应证；② 严格控制用药剂量，如多柔比星目前推荐剂量不超过450 mg/m^2，表柔比星不超过900 mg/m^2；③ 选用改进换代产品，如多柔比星的换代产品表柔比星对心脏毒性较小；④ 在疗程中及化疗结束后通过放心脏彩超监控患者左心室射血分数（LVEF），特别是老人、有心脏病史者或胸部放疗的患者均属心脏毒性增加的高危人群。

乳腺癌的绝大多数化疗方案都是门诊方案，患者一般不需要住院观察。门诊化疗的好处是可以避免院内感染，尤其是耐药菌感染，而且患者在家中的饮食休息都更能符合个人习惯，但门诊化疗患者的毒副作用很多需要自己观察，定期检查也需要自己掌握时间。这一过程难免会有疏漏、疑问或者意外发生，故与医院保持有效的联系，遇到问题能及时取得医护人员的指导非常重要，是保证化疗安全的重要措施。

内分泌治疗

内分泌治疗适合于哪些患者

根据2010年版美国国立综合癌症网络（NCCN）乳腺癌诊疗指南，以下乳腺癌患者适合接受内分泌治疗。

1. 必须接受内分泌治疗的乳腺癌患者

（1）病理报告提示：浸润性乳腺癌，雌激素受体（ER）阳性和（或）孕激素受体（PR）阳性（无论病理报告上描述的是几个"+"），乳腺癌肿瘤大小为0.6～1.0 cm，中（低）分化，或有不良预后因素（不良预后因素指：脉管癌栓、高核分级、高组织学分级），且腋窝淋巴结阴性或腋窝淋巴结转移灶≤2 mm。

（2）病理报告提示：浸润性乳腺癌，ER阳性和（或）PR阳性（无论病理报告上描述的是几个"+"），乳腺癌肿瘤大小>1.0 cm，并且腋窝淋巴结阴性或腋窝淋巴结转移灶≤2 mm。

（3）病理报告提示：浸润性乳腺癌，ER阳性和（或）PR阳性（无论病理报告上描述的是几个"+"），且腋窝淋巴结阳性（指：≥1个同侧腋窝淋巴结有1个或更多个>2 mm的转移灶）。

（4）病理报告提示乳腺癌属于组织学类型良好的乳腺

癌，如管状癌、黏液癌，ER 阳性和（或）PR 阳性（无论病理报告上描述的是几个“+”），腋窝淋巴结阴性或腋窝淋巴结转移灶≤2 mm，且乳腺癌肿瘤大小≥3 cm。

（5）病理报告提示乳腺癌属于组织学类型良好的乳腺癌，如管状癌、黏液癌，ER 阳性和（或）PR 阳性（无论病理报告上描述的是几个“+”），且淋巴结阳性（指：≥1 个同侧腋窝淋巴结有 1 个或更多个>2 mm 的转移灶）。

2. 可以接受内分泌治疗的患者

（1）ER 阳性和（或）PR 阳性（无论病理报告上描述的是几个“+”）的小叶原位癌患者。

（2）ER 阳性和（或）PR 阳性（无论病理报告上描述的是几个“+”）的导管原位癌（导管内癌）患者保乳术后。

（3）病理报告提示：浸润性乳腺癌，ER 阳性和（或）PR 阳性（无论病理报告上描述的是几个“+”），腋窝淋巴结转移灶≤2 mm，且原发肿瘤微浸润≤0.1 cm 或肿瘤大小≤0.5 cm；或肿瘤大小为 0.6～1.0 cm，高分化，无不良预后因素（不良预后因素指：脉管癌栓、高核分级、高组织学分级）。

（4）病理报告提示：组织学类型良好的乳腺癌管状癌，如管黏液癌，ER 阳性和（或）PR 阳性（无论病理报告上描述的是几个“+”），腋窝淋巴结阴性或腋窝淋巴结转移灶≤2 mm，且肿瘤大小为 1.0～2.9 cm。

（5）之前未使用过抗雌激素药物治疗的患者，可试用他莫昔芬（三苯氧胺）或托瑞米芬，作为二线治疗方案。

内分泌治疗有哪些药物

乳腺癌内分泌治疗药物根据各自不同的作用机制可以

分为 3 类：选择性雌激素受体调变剂(SERM)、芳香化酶抑制剂(AI)和卵巢去势。

1. 选择性雌激素受体调变剂(SERM)

SERM 主要分为 3 类：① 雌激素衍生物，如他莫昔芬(三苯氧胺)；② 其他非甾体类复合物，如雷洛昔芬；③ 甾体类复合物，如氟维司群。目前临床上常用的乳腺癌内分泌治疗的 SERM 主要是他莫昔芬(三苯氧胺)和托瑞米芬。

(1) 他莫昔芬属于第一代选择性雌激素受体调变剂(SERM)，它具有雌激素拮抗和雌激素激动的双重作用：① 在乳腺组织中产生雌激素拮抗作用，打个比方来说：人体内的雌激素受体(ER)好比是一个房间里的"座位"，座位数量是一定的，而雌激素和他莫昔芬都是进入这个房间的"人"，他莫昔芬占据了雌激素应该坐的座位，从而使得雌激素没有座位可以坐，雌激素就不能发挥促进乳腺癌细胞生长的作用；② 在子宫和骨组织中则产生类雌激素样作用，可以导致子宫内膜增厚等妇科症状，但同时也可以减少热潮红以及骨痛等围绝经期、绝经后期骨质疏松样症状等。

在他莫昔芬治疗的初期，骨和肿瘤疼痛可出现短暂的加重现象，继续治疗则可逐渐减轻、缓解。少数患者可以出现不良反应，主要包括：① 皮肤：潮热、皮疹等；② 生殖系统：月经失调、闭经、阴道出血、阴道分泌物增多、外阴瘙痒、子宫内膜增生、子宫内膜异位、子宫内膜息肉、子宫内膜癌等；③ 心血管系统：血栓栓塞、缺血性脑血管疾病等；④ 眼睛：长时间(17 个月以上)、大量(每日 240～320 mg)使用他莫昔芬可出现视网膜病变或角膜浑浊；⑤ 胃肠道：食欲不振、恶心、呕吐、腹泻等；⑥ 骨髓：偶见血白细胞、血小板计数降低；⑦ 肝功能：偶尔出现肝功能异常。

上述各项不良反应中潮热、生殖系统症状和血栓栓塞较为常见。

(2) 托瑞米芬与他莫昔芬相似，都是雌激素的衍生物，通过与 ER 结合阻断雌激素促进肿瘤生长的作用。两者雌激素和抗雌激素活性相似，托瑞米芬的抗动脉粥样硬化的作用更强，对视力的影响较小。

托瑞米芬的不良反应与他莫昔芬相似。

(3) 氟维司群是一种新型甾体类雌激素受体拮抗剂，目前多用于绝经后、激素受体阳性的转移性乳腺癌。氟维司群疗效与依西美坦疗效相似，而药物引起的骨骼不良反应少于依西美坦。

氟维司群常见的不良反应为：胃肠道反应，表现为恶心、呕吐、便秘、腹泻或腹痛等；头痛、背部疼痛；热潮红；咽炎。该药每月 1 次肌内注射，注射部位会出现短暂的轻微疼痛或炎症；少见血栓栓塞、肌肉酸痛、眩晕、血白细胞计数降低；接受该药治疗的最初 6 周内可能会出现阴道出血症状。

2. 芳香化酶抑制剂

芳香化酶是雌激素合成过程中最后一个关键酶，能把雄烯二酮和睾酮转化为雌酮和雌二醇。绝经前女性体内的雌激素主要由卵巢合成，当然也有经其他途径如脂肪、肌肉、皮肤等外周组织合成。绝经后女性卵巢功能衰退，主要是通过外周组织中的芳香化酶把肾上腺合成并释放入血的雄激素转化为雌激素，以维持女性正常生理功能。芳香化酶抑制剂(AI)，顾名思义，可以抑制芳香化酶，它通过与芳香化酶结合来阻断雌激素的合成，从而达到治疗作用。因此，绝经前女性单独应用芳香化酶抑制剂只能阻断一小部分雌激素的形成，并不能完全阻断雌激素的合成，它降低了体内一小部分雌激素的量，这一信息会通过体内的各种途径传递到中枢神经，从而导致中枢神经发出指令刺激卵巢分泌更多量的雌激素，这真可谓是适得其反。目前芳香化酶抑制剂在辅助内分泌治疗方面的应用，主要集中在绝经后激素受体阳性的乳腺癌患者。根据药品上市的先后顺序我们可以把芳香化酶抑制剂分为 3 类：第一代、第二代和第三代，而每一代芳香化酶抑制剂又可分为甾体类和非甾体类。目前临床上最常用的芳香化酶抑制剂是第三代芳香化酶抑制剂，即依西美坦、来曲唑和阿那曲唑。

(1) 依西美坦(商品名：阿诺新、可怡)：此药的主要不良反应有：恶心、口干、便秘、腹泻、头晕、失眠、皮疹、疲劳、发热、水肿、疼痛、呕吐、腹痛、食欲增加、体重增加等；其次文献报道还有高血压、抑郁、焦虑、呼吸困难、咳嗽等；其他还有血淋巴细胞计数下降、肝功能指标异常等。在临床试验中，只有 3%的患者由于不良反应终止治疗，主要发生在依西美坦治疗的前 10 个星期内，由于不良反应而在后期终止治疗的患者并不常见，仅约 0.3%。

(2) 来曲唑(商品名：弗隆、芙瑞)：患者应该每日口服来曲唑 2.5 mg，与药物相关的不良反应发生率为 33%，且不良反应多为轻度或中度，以骨痛、恶心、热潮红、体重增加、头痛较为常见。其他不良反应还包括关节痛、血栓形成、阴道出血、皮疹、水肿、便秘、腹痛、腹泻等。

(3) 阿那曲唑(商品名：瑞宁得、瑞婷)：阿那曲唑的不良反应通常为轻度或中度，易为患者耐受，主要包括皮肤热潮红、阴道干涩、皮肤油脂分泌过多、皮疹、抑郁、骨痛、关节痛等。

3. 卵巢去势

卵巢去势是乳腺癌内分泌治疗中开展最早的治疗方法，在他莫昔芬(三苯氧胺)出现之前，卵巢去势是最常见的乳腺癌辅助内分泌治疗方式。目前卵巢去势的具体方法可分为3类：手术去势、药物去势和放疗去势。顾名思义，手术去势是指通过手术切除双侧卵巢或肾上腺或脑垂体以达到卵巢去势目的；放疗去势是通过放射线照射来达到卵巢去势的目的；只有药物去势的方法是可以通过药物来达到卵巢去势之目的。临床常用的卵巢去势药物主要是黄体激素释放激素(LHRH)类似物，如戈舍瑞林(诺雷德)等。

4. 不良反应预防

在口服内分泌治疗药物期间，对不良反应的预防主要包括下列5项：

(1) 定期妇科门诊随访，复查妇科B超，关注子宫内膜情况；

(2) 使用芳香化酶抑制剂的患者，每半年检查1次骨密度，监测是否存在骨量减少。即使不存在骨质疏松，也应适当补钙，可口服钙片和(或)维生素D，并应进行适当户外活动，保证一定的阳光照射；

(3) 定期监测血脂情况，尤其是曾经患有高血压、高脂血症、冠心病(特别是血管支架置入术后)等疾病的患者，并在医师指导下控制血压、血脂，必要时可行血管多普勒超声检查，以明确是否存在血管栓塞；

(4) 对有长期便秘情况的患者，如果口服依西美坦，平时应注意饮食，可以多食富含纤维素的食物，如粗粮、蔬菜、水果，也可以考虑口服乳果糖、麻仁丸等缓泻剂，并养成良好的排便习惯，以保持排便通畅；

(5) 定期监测血常规、肝肾功能，如果发现血白细胞计数下降或肝肾功能异常，应及时就诊、正规治疗。

因乳腺癌内分泌治疗药物导致的不良反应程度基本上为轻到中度，所以容易被患者耐受，对不良反应的治疗基本仅为对症处理。对于治疗过程中出现的任何不良反应或疑问，患者应及时到医院就诊。

去势治疗适合或不适合哪些患者

因为绝经后的女性卵巢功能已经衰退，故去势治疗针对的人群大多数都是绝经前或者围绝经期的女性，只有极少数绝经后的患者需要切除脑垂体或肾上腺来进一步降低体内的雌激素水平。

对于ER阳性和(或)PR阳性的绝经前乳腺癌患者，应口服他莫昔芬2~3年，同时可以加用或不加用卵巢去势治疗。

若患者为绝经前期或围绝经期，但是由于种种原因无法接受他莫昔芬治疗(药物过敏或无法耐受的药物不良反应，如子宫内膜增生甚至子宫内膜癌等)，则这部分患者可接受卵巢去势治疗后改服芳香化酶抑制剂。

即使是无明显他莫昔芬不良反应的绝经前期或围绝经期患者，也可以在接受他莫昔芬治疗的同时行卵巢去势治疗。国外研究表明，卵巢去势联合他莫昔芬治疗绝经前乳腺癌的疗效显著优于单用他莫昔芬，这主要体现在无病生存率方面。

去势治疗的方法和不良反应如何

目前卵巢去势方式可分为3类：手术去势、药物去势和放疗去势。

(1) 手术去势的方法有3种：① 双侧卵巢切除术；② 肾上腺切除术；③ 脑垂体切除术。肾上腺切除术及脑垂体切除术主要应用于绝经后和卵巢切除术后的女性，进一步降低雌激素的水平。因其手术并发症较多，且目前已被芳香化酶抑制剂取代而极少使用。

(2) 放疗去势的主要优势在于可以使患者避免手术,但其疗效不如双侧卵巢切除术。研究表明,约13%接受放疗去势的患者会恢复月经,这便意味着去势失败。另外,与双侧卵巢切除术相比,放疗去势后患者雌激素水平下降速度较缓慢。此外,盆腔放疗会产生长期的放射不良反应,这些都限制了放疗去势的实际临床应用。

(3) 目前临床上应用较多的卵巢去势药物为戈舍瑞林(商品名:诺雷德)。它是一种长效的注射用促黄体激素释放激素类似物(LHRHa),每28天在腹部的皮肤下注射1次,每次注射3.6 mg。此药的不良反应主要包括:皮疹、偶见皮下注射部位的轻度肿胀、潮红、出汗、性欲减退、头痛、情绪变化、阴道干燥等。一般症状较轻,无需因此而停药。

卵巢去势后可出现围绝经期和绝经后症状,如月经紊乱(逐渐绝经)、面部潮红、情绪易激动、头痛、水肿、高血压、骨质疏松等。

靶向治疗

乳腺癌的靶向治疗有何意义

在乳腺癌中,20%～30%的原发性浸润性乳腺癌中可以发现HER－2的基因扩增和(或)HER－2蛋白的过度表达。HER－2的高表达与肿瘤细胞的高转移活性密切相关,这类患者疾病复发或转移的可能较大,无病生存率和总体生存率可能较低。

曲妥珠单抗是针对 HER-2 的单克隆抗体，对 HER-2 阳性乳腺癌患者的治疗具有重要意义。在乳腺癌辅助治疗中，多项国际大型临床研究显示，曲妥珠单抗术后治疗 1 年，可以使乳腺癌复发风险下降 24%～51%，死亡风险下降 15%～37%。由于疗效明显，曲妥珠单抗已经成为 HER-2阳性，肿瘤＞1 cm 患者术后的标准治疗方案。曲妥珠单抗单药应用于 HER-2 高表达的复发转移乳腺癌也能明显地延长总体生存期和疾病的缓解期。

哪些患者需要靶向治疗

曲妥珠单抗应该用于哪些患者呢？曲妥珠单抗的作用靶点为 HER-2，只有在 HER-2 阳性的乳腺癌患者才能发挥治疗作用，因此正确判断 HER-2 的表达情况是决定是否进行曲妥珠单抗治疗的重要前提。

HER-2 的检测方法一般有两种：免疫组织化学检测法(IHC)和荧光原位杂交法(FISH)。

在术后常规的病理报告中，HER-2(或者 CerbB-2)通常使用免疫组织化学方法检测，它的结果一般用(-)、(+)、(++)和(+++)4 种情况表示：(-)与(+)代表 HER-2 阴性，不必使用曲妥珠单抗；(+++)代表 HER-2 阳性，应该考虑使用曲妥珠单抗；(++)代表 HER-2 的表达情况暂不能明确，应该进一步做 FISH 检测来评定HER-2 基因的扩增情况。FISH 结果仅分为阴性和阳性，FISH 阳性表示 HER-2 基因扩增，考虑使用曲妥珠单抗。

临床实践中，因为免疫组织化学检测简便易行，成本较低，一般先用于 HER-2 的检测，但是由于受到抗体敏感性、不同实验室检测水平、不同病理科医师读片经验的影响,其结果可能存在一定的假阴性和假阳性。如果结果不能明确 HER-2 状态时,再进一步做 FISH 检测。美国 FDA 已经通过了 HER-2 免疫组织化学检测试剂盒,使用规范的检测方法可以增加结果的可靠性。

如果免疫组化结果中 HER-2 为(++),而且不想接受曲妥珠单抗治疗,是不是就没有必要做 FISH 检测了呢?答案是否定的。HER-2 的表达情况不仅决定是否需要进行曲妥珠单抗治疗,而且对于肿瘤的预后判断、疗效预测都有着重要的价值。早期乳腺癌治疗共识中已经将 HER-2作为一项划分乳腺癌分子亚型的重要指标,并且直接指导治疗。另外多项临床研究也显示出,HER-2 可以作为淋巴结阴性患者判断预后的独立预测因子,HER-2高表达者预后不佳;HER-2 还可以作为预测蒽环类化疗药物疗效的指标,HER-2 阳性患者可能对于蒽环类化疗药的敏感性比较好;对于内分泌治疗来说,HER-2 的过度表达可能与激素受体低表达、内分泌治疗不敏感或者耐药相关。因此,对于 HER-2(++)的患者来说,即便不打算使用曲妥珠单抗治疗,进一步通过 FISH 检测明确 HER-2 的真实表达水平对于选择治疗方案,评判预后也有着非常重要的价值。

靶向治疗的方案和疗程如何

目前曲妥珠单抗的标准治疗方案一般都需要与化疗药物联合使用,乳腺癌治疗指南中推荐的含有曲妥珠单抗的常用辅助治疗方案有如下几种:

(1) 推荐方案

- AC→P+曲妥珠单抗 1 年(多柔比星+环磷酰胺,序

贯紫杉醇+曲妥珠单抗1年)

- TCH(多西他赛+卡铂+曲妥珠单抗)

(2) 可选方案

- AC→多西他赛+曲妥珠单抗1年(多柔比星+环磷酰胺,序贯多西他赛+曲妥珠单抗1年)
- 密集AC→密集紫杉醇+曲妥珠单抗1年(密集多柔比星+环磷酰胺,序贯密集紫杉醇+曲妥珠单抗1年)

曲妥珠单抗可以每3周使用1次或每周使用1次。曲妥珠单抗的使用疗程,现在有1年、9周、2年3种方案,但是目前1年期的使用方案仍然是标准治疗方案。

靶向治疗需要注意的事项有哪些

曲妥珠单抗虽然是乳腺癌的靶向治疗药物,但是仍有一定的不良反应。在应用期间我们应该注意的有:

(1) 输液反应:指输液后出现的发热、寒战、过敏、气促、局部静脉炎等表现,以发热反应最常见。第一次输注时,有30%~40%患者会出现,一般为轻度或中度,很少需要停药。对于这一不良反应的处理可以使用解热镇痛药(对乙酰氨基酚)、抗组织胺药(苯海拉明、异丙嗪)等,基本可以缓解。

(2) 心脏毒性:曲妥珠单抗较为明显的毒副作用为心脏毒性,根据对多项临床研究的统计分析,其发生率为1%~27%。下列情况会增加心脏毒性发生的可能:同时使用蒽环类化疗药物、年龄>60岁、既往使用多柔比星(阿霉素)总量≥450 mg/m^2或表柔比星(表阿霉素)总量≥900 mg/m^2、接受胸壁放疗、已有心功能不全。因此所有患者在用药前要进行心血管功能的评估,既往有心血管疾病,如高血压史、冠状动脉疾病和心瓣膜病患者用药需谨慎。

用药期间要注意是否出现以下症状：心慌乏力、呼吸困难、咳嗽增加、夜间阵发性呼吸困难、四肢水肿等。如果有这些症状，提示心脏功能减退，需及时就医，调整用药。心电图和测定左心室射血分数(LVEF，可以通过心脏彩超测得)是早期发现心功能不全的有效方法。心脏彩超的检测在用药开始后需每 3 个月检查 1 次，检测 9 个月，之后可每 6 个月检查 1 次至 3 年。重点观测左心室射血分数。与蒽环类药物相比，曲妥珠单抗的心脏毒性不具有剂量累积效应，也就是说并非用量越大心脏毒性发生的可能性越大。另外，曲妥珠单抗的心脏毒性是可逆的，停药一段时间后部分患者的心功能可以恢复，但蒽环类化疗药物的心脏毒性是不可逆的。

(3) 中断治疗或者停药的情况：当出现 3°～4°非血液学毒性和无症状性心功能衰竭(LVEF 小于 45%或小于 50%且与基础值相比下降大于 10%)需推迟下一次用药时间，待症状缓解。如果延迟时间超过 3 周或者恢复用药后严重不良反应再次发生或者出现有症状性心功能衰竭(LVEF 小于 45%或小于 50%且与基础值相比下降大于 10%)则需停药。

(4) 对于特殊人群中的使用：不用于孕期妇女；治疗期间应避免母乳喂养；老年人无需减量；因为缺乏相关有效性及安全性临床研究，低于 18 岁患者不推荐使用。

中医治疗

中医对乳腺癌的认识如何

乳腺癌在中医学中称为“乳核”、“乳石痈”、“乳痞”、“乳岩”、“苟抄乳”、“乳痛坚”、“妒乳”、“石榴翻花发”等。现一般较通用的中医命名为“乳岩”。

对于乳岩的病因病机，中医学认为，乳岩的发生主要是由于正虚所致。发病机制主要有以下几个方面：① 情志失调：情志不畅，所愿不遂，肝失条达，气机不畅，气郁则瘀；肝郁克犯脾土，运化失职则痰浊内生，肝脾两伤，经络阻塞，痰瘀互结于乳房而发病。② 饮食失节：久嗜厚味炙煿则湿热蕴结脾胃，化生痰浊，随气流窜，结于乳中，阻塞经络，气血不行，日久成岩。③ 冲任失调：冲任失调，气血运行不畅，经络阻塞而发病。

中医对乳腺癌如何辨证分型及治疗

中医学的治疗讲究辨证施治，可改善患者的全身情况，减轻化、放疗及内分泌治疗的毒副反应，常作为手术、放化疗和内分泌治疗的辅助治疗手段及作为晚期肿瘤的主要治疗方法。它对于延缓肿瘤的发展，减轻患者的痛苦能发挥一定作用，且作为我国的特色医药较易被患者接受。

根据患者的阴阳、气血、脏腑、经络等方面的不同病理变化，可将乳岩分为肝郁痰凝证、冲任失调证、正虚毒炽证、气血两亏证和脾虚胃弱证。

（1）肝郁痰凝证：表现为情志抑郁，或性情急躁，胸闷胁胀，或伴经前乳房作胀或少腹作胀。乳房部肿块，皮色不变，质地坚硬，边界不清。苔薄，脉弦。治宜疏肝解郁、化痰散结。方用神效瓜蒌散合开郁散。

（2）冲任失调证：表现为经事紊乱，素有经前期乳房胀痛。或婚后从未生育，或有多次流产史。乳房结块坚硬如石，表面不光滑，可伴有五心烦热，潮热盗汗，腰膝酸软等症状。舌淡苔薄，脉弦细。治宜调摄冲任、理气散结。方用二仙汤和开郁散。月经不调可酌加益母草、制香附。

（3）正虚毒炽证：表现为乳房肿块迅速增大、疼痛、溃破，状如山岩，形似莲蓬，淌水恶臭，伴精神萎靡，面色晦暗或苍白，饮食少进，心悸失眠。舌紫或有瘀斑，苔黄，脉弱无力。治宜调补气血，清热解毒。方用八珍汤加减，酌加半枝莲、白花蛇舌草、石见穿、露蜂房等清热解毒之品。气倦乏力，面色不华可加生黄芪、白术、当归。

（4）气血两亏证：多见于癌肿晚期或手术、放化疗后。表现为形体消瘦，面色萎黄或㿠白，头晕目眩，神倦乏力，少气懒言，术后切口皮瓣坏死糜烂，时流渗液，皮肤灰白，腐肉色暗不鲜。舌质淡，脉沉细。治宜调补气血。方用归脾汤。

（5）脾虚胃弱证：手术或放化疗后，食欲不振，神疲肢软，恶心欲呕，肢肿倦怠。治宜健脾和胃。方用参苓白术散或理中汤加减。

肝郁痰凝证及冲任失调证多见于为乳岩早期，以肝郁脾虚、血瘀痰凝及肝郁气滞、肝肾亏虚、气滞血瘀、乳络不畅为病理特点；正虚毒炽证见于乳岩中、晚期，热毒浸淫，局部扩散；气血两亏证和脾虚胃弱证多见于术后或放化疗后，正虚邪实，气阴两亏。

除以上常见几种证型外，还可见到放化疗后胃阴虚者，治宜益胃养阴，方用益胃汤。

乳腺癌术后如何“扶正”及“祛邪”？两者如何协调

乳岩乃虚实夹杂之顽疾，整体属虚，局部属实，乳岩术后亦是如此。乳岩患者因正虚邪入而致病，经手术创伤后气血受损，正气更是受挫，又兼放化疗毒素对残余癌细胞杀伤的同时，正气亦受损严重，故而乳岩术后辨证整体属虚是其根本。另一方面，乳岩手术不仅切除局部之癌灶，还将其最易转移侵蚀的腋窝淋巴结一并手术切除，然而癌细胞及毒素可能早已侵袭或滞留于血液、蛰伏于脏腑，是为邪滞之一，术后放化疗，其药毒续扰为邪滞之二，病者体内代谢不断产生湿热浊痰、瘀蕴胶结为毒，为邪滞之三，故而“邪滞”亦是乳岩术后辨证之本。由此可见，乳岩术后“正虚、邪滞”均为其本，两者不可缺一。因此，乳岩术后“扶正祛邪”应为治之大法。通过扶正祛邪，标本兼治，可全方位调节机体功能，提高免疫力，调节内分泌。

“扶正”法应以“益气健脾”贯穿始终，诸多乳岩术后患者诉肢软、乏力、纳少、泛恶症状，故应特别关注脾胃对元气的滋养作用，以及脾胃与五脏的密切关系。脾胃为后天之本、气血生化之源、气机升降之枢纽，运化水谷，化生精微，洒陈六腑，调和五脏，故无论在乳岩术后各个阶段，均应顾护胃气。而肾得脾之补济才能滋养诸脏，正如李东垣所云：“元气乃先身生之精气，非胃气不能滋之。”肾为先天之本，元气之根，肝肾同源，乳岩术后，肝肾亏虚，无以灌注冲任，故应在强调益气健脾的同时，调补肝肾，培补真元，亦有助于调整机体脏腑、阴阳、气血的平衡，有利于患者“元气”、“正气”的恢复。扶正法多选用补益气血、益气健脾、滋养肝肾等的补益药增强体质，调节免疫力，提高机体抗癌能力，防止复发转移。首先，一些扶正中药能够提高患者的免疫功能，如鹿茸、阿胶、鸡血藤、党参、补骨脂、首乌、白术、当归、生地、女贞子、生黄芪、枸杞子等具有刺激和保护骨髓造血功能的作用，它们可刺激骨髓，增加红细胞和血红蛋白；人参、鸡血藤、山萸肉、黄精可增加白细胞；当归、白芍、地黄、三七、女贞子、大枣、狗脊能提升血小板。扶正药物与化疗相结合，可通过其对血象的保护作用而达到减毒的目的。其次，一些扶正中药如人参、鹿茸、黄芪、菟丝子、淫羊藿等对性激素有调节作用。乳岩患者处于绝经前后，或由于接受内分泌治疗常表现出一系列内分泌失调证候，如月经紊乱、烦躁易怒、游走性疼痛、阵发出汗、失眠等，应用滋补肝肾的中药可以改善上述症状，而上述这些滋补肝肾的中药恰好具有调节体液及内分泌的作用。第三，扶正中药可调节机体的代谢功能。肿瘤患者特别是晚期肿瘤患者常表现为分解代谢亢进，合成代谢不足，因此容易出现慢性消耗乃至恶病质的表现，扶正中药通过调节患者的代谢来达到改善患者营养状况的目的。

乳岩患者经手术、放化疗后，虽大部分癌细胞已被杀死，但其残留的癌灶、毒素仍可蛰伏于体内，在机体虚弱的情况下随时可复发，同时放化疗之毒及体内病理代谢产物湿、热、瘀、毒等在体内有不同程度的蓄积，造成淤滞，有待清除，故扶正同时不忘祛邪。祛邪法中，常用活血化瘀、化痰软坚、以毒攻毒等方法。

（1）活血化瘀法：淤血内存是肿瘤的重要病因病机之一，古有“瘤”，即“留之不去”之说，血流不畅，血液淤滞最终成为“留之不去”的病理产物。另外，肿瘤的特点是起病的过程漫长，从“久病入络”的观点分析，肿瘤患者应存在不同程度的血瘀症，乳岩患者由于手术的创伤可造成血液的高凝状态，产生血瘀症状。《寿世保元》有：“妇人乳岩……初便宜服疏气行血之药，亦需情思如意可愈。”由此可见活血化瘀治疗乳岩具有可行性。活血化瘀药物已被证实具有抗肿瘤的作用。三棱、莪术、三七、川芎、当归、丹参、赤芍、山甲、乳香、没药等对癌细胞有一定杀伤及抑制作用；某些活血化瘀药物具有显著的抗凝、促纤溶作用，能够改善肿瘤患者的血液高凝状态。病理状态的存在使循环中的肿瘤细胞被微血栓包围，使化疗药物对肿瘤细胞的杀伤作用大大降低，活血化瘀中药可通过改善肿瘤病灶局部的微循环，从而改善肿瘤细胞的缺氧状态而起到对放、化疗的增效作用。活血化瘀药物还能通过调整结缔组织的代谢，从而起到减轻放疗导致的组织纤维化。

（2）化痰软坚法：痰为机体水液代谢所产生的病理产物，多由脾虚运化失调引起。乳岩患者常有肝郁不舒、思虑压抑的症状，肝郁伤脾，脾失健运，痰湿内生，与乳络之中的淤血长期交阻便可产生乳岩。《外科正宗》有云："又忧郁伤肝，思虑伤脾，积想在心，所愿不得志者，致经络痞塞，聚积成核。"古人所谓"百病多由痰作祟"。因此治乳岩之法离不开化痰软坚。实验研究已表明部分化痰药物对肿瘤具有一定抑制作用，且对局部病灶和转移淋巴结有消散作用，如瓜蒌、半夏、山慈姑等。部分祛湿药物对肿瘤的抑制作用也已被证实，如生薏仁、茯苓、猪苓等，它们既有抑瘤作用，又可提高荷瘤宿主免疫功能作用。

（3）以毒攻毒法：乳岩的发生其本为正气不足，其标为邪毒内结，历代医家都十分重视峻猛之剂治疗癌症，所谓"毒陷邪深，非攻不克"，此等虫类峻猛搜剔破积之品，可清除癌的毒素、抑杀癌细胞，防止死灰复燃，但在应用时须较为慎重，要遵循"攻毒太过必伤正"、"衰其大半而止"的原则，此法多用于乳岩晚期尤其是复发或转移的病例，其与活血化瘀结合应用对疼痛的控制作用较为明显。常用的药物有：全蝎、蜈蚣、露蜂房等。

值得注意的是扶正与祛邪的应用，要依据患者体质强弱、病程长短、肿瘤状况、手术状况、放化疗方案等具体情况来调整。通常术后放化疗期间正虚甚而邪滞轻，"扶正"与"祛邪"可9：1；放化疗结束，内分泌治疗期间，扶正与祛邪可8：2；术后2年正气日渐恢复而虚邪有所长，可调整为7：3，等等。临证千变万化，还得按实际情况，辨证设定。

总之，中医药对乳岩术后化疗期和放疗期的减毒增效，术后随访期患者体质的恢复，提高患者生存率和生存质量，降低复发转移，都具有重要的临床意义。

中医如何因时治疗乳腺癌

中医的治疗还讲究"天人相应"，也就是人体内环境随着四季气候的变化而变化，所以不同季节的治疗也需因时而变。春季阳气升长，万物复苏，病毒流行，患者容易感冒、病毒感染，此时应酌加清热解毒之品，如银花、连翘、菊花等；夏季气候炎热，暑湿较重，湿易困脾，应适当加芳香化湿醒脾之品，如白豆蔻、苍术、厚朴等；秋季气候干燥，燥易伤阴，口鼻干燥，宜加养阴润肺之品，如生地、玄参、枸杞子等；冬季气候寒冷，寒主凝滞，可加温补肝肾，补养气血之品，以增强机体抵抗力，如菟丝子、仙灵脾、炒杜仲等。

中医对乳腺癌术后并发症的认识及治疗

乳岩本多由于气滞血瘀、痰凝、邪毒结于乳络而成，疾病长时间作用后，"久病入络"，"久病必瘀"，故乳岩患者存在不同程度的血瘀证，加之手术受刀针所伤，损伤脉络，耗伤气血，使正气虚弱，气虚无力推动血行、血行迟缓不畅、淤阻脉络而成血瘀或气虚不能摄血、血溢于脉外而成淤血。且乳岩患者原本情志不畅，气机郁滞，术后患者形体改变及对预后的担心使患者忧思多虑，气机郁滞更甚，气行不畅，以致血液运行障碍，造成淤血。

乳岩术后所产生的并发症也均与血瘀证关系密切。术后脉络损伤、淤血内停、气机被阻、血行不畅，加之术后气血不足、局部气血濡养不足，则发生皮瓣坏死，皮瓣坏死使血脉阻塞加重血瘀；术后肌肤脉络受损，局部气血运行不畅、组织充血水肿、水湿内停、水液潴留、发为皮下积液，皮下积液可使脉络更加不通从而加重血瘀；术后刀伤经脉，淤血停滞、阻于上肢的经脉，影响津液的输布，而发生上肢水肿、肢体肿胀，水湿停聚使得隧道不通、脉络阻塞，阻碍气血的运行，气血运行不畅，从而加重血瘀。故血瘀是乳岩术后并发症的基础。根据《内经》"坚者削之"、"结者散之"、"留者攻之"及"血实宜决之"，在治疗上应以活血化瘀为主，血行则瘀祛，瘀祛则生肌。

根据中医学辨证论治的理论，同时与辨病相结合，当以益气活血为治疗乳岩术后并发症的基本原则，常用四君子汤合桃红四物汤，常用药物有黄芪、太子参、生地、白术、桃仁、红花、当归、赤芍、川芎、丹参等。若发生淋巴漏、皮下积液，则加用活血、利水药，常用药物有王不留行、泽兰、泽泻、赤茯苓等；若发生皮瓣坏死时，加用祛瘀生肌药，如乳香、没药、血竭等，并可局部使用生肌玉红膏外敷；若发生患侧上肢肿胀时，加用活血破瘀、利水消肿药，常用药物有路路通、水蛭、三棱、莪术、桑枝、桂枝、茯苓、泽泻等，还可配合患侧上肢循经揉压及针灸治疗。

乳腺癌术后如何进行中医调理

1. 生活起居的调理

《丹溪心法》曾提出乳岩患者应当戒七情、远厚味、解郁结、养气血。乳岩术后应当畅情志、慎休养、适寒温，忌食生冷、辛辣、油腻食品，避免劳累、忧伤和不良情绪的刺激。乳岩放疗期间应当多饮水、勤休息，适量进食富含维生素C的水果，避免吃油炸、辛辣食品。乳岩化疗期间应当进食软糯、易消化、富含蛋白质的食品。

2. 饮食调理

(1) 强调均衡营养，注重扶正补虚：食疗的目的是保证乳岩患者有足够的营养补充，提高机体的抗病能力，促进患者的康复，应以扶正补虚为总原则。《内经》记载："谷肉果菜，食养尽之，无使过之，伤其正也。"在扶正补虚的总则指导下，对乳岩患者的食疗应做到营养化、多样化、均衡化。正如《内经》所云："五谷为养，五果为助，五畜为益，五菜为充。"失之偏颇，则有害无益。

(2) 熟悉性味归属，强调辨证施食：乳岩与其他疾病一样，都有阴阳偏胜、寒热虚实之不同。食物也有寒热温凉、辛甘苦酸咸四气五味之别。热证宜寒凉，寒证宜温热；五味入口，各有所归，甘入脾，辛入肺，咸入肾，苦入心，酸入肝。辛味温散，如生姜、葱白；甘味和缓，如山药、芡实、饴糖；淡味渗利，如冬瓜、薏苡仁；酸味收涩，如乌梅、山楂；咸味软坚，如海藻、昆布、牡蛎等。乳岩放疗期的患者适宜摄纳益气养阴之类食物，如藕汁、绿豆、西瓜、雪梨、茅根、铁皮枫斗等；乳岩化疗期间则应适当进食醒脾开胃、宽胸利膈类食物，如胡萝卜、佛手、木耳、薏苡仁、山楂等。

(3) 选择抗癌食品，力求有针对性：药食同源，部分食品兼具食疗抗癌作用，可有针对性地选择应用。

乳腺癌的复发与转移

何谓乳腺癌的复发与转移

普通人是谈癌色变，乳腺癌患者却是谈复发色变。乳腺癌能够远处转移到几乎全身的任何部位。对于乳腺癌患者来说，比罹患乳腺癌更为可怕的是术后乳腺癌复发。乳腺癌的复发与转移是临床上比较常见的一种现象。近期的一项全球调查显示：70%的专科医师认为，对于那些曾接受早期乳腺癌治疗的女性来说，最大的恐惧就是癌症复发和转移，这种恐惧甚至超过她们第一次得知自己罹患乳腺癌。

(1) 定义：当乳腺癌再次出现时，如果出现在同侧胸壁（既往行乳房切除术）、同侧乳房（既往行保乳手术）或者局部区域淋巴结（同侧胸壁、锁骨上淋巴结），称为“复发”；如果出现在对侧（对侧乳房及淋巴结）或远处其他脏器（肺、骨、肝、脑、胸膜及纵隔等），称为“转移”。

(2) 原因：① 癌细胞繁殖速度快，由于数量急剧增加，原有的空间容纳不下那么多的细胞，肿瘤边缘的细胞就被“挤”进周围的组织。② 癌细胞表面的化学组成及结构的特殊性，使癌细胞间的黏着力低，连接松散，容易与癌块脱离，为扩散创造了条件。③ 癌细胞分泌特殊物质，溶解及破坏周围组织，为扩散转移开辟了道路。④ 癌细胞含有一种能促使血栓形成的特殊物质，使癌细胞进入血管后得以附着在血管壁或其他部位并继续生长，为血行转移奠定了基础。⑤ 癌细胞分化差，恶性程度高，转移范围广；分化好的，恶性程度就比较低。⑥ 同一种癌与病期早晚及患者的身体情况有关。癌处于早期阶段时，扩散机会少，晚期时常有扩散。

(3) 形式：乳腺癌复发转移有多种形式，主要是局部复发和远处转移。局部复发，可表现为胸壁单发或多发的大小不一结节，腋下或锁骨上出现肿大淋巴结及同侧乳房再次出现乳腺癌。远处转移，是指乳腺癌通过血液等途径转移到身体远处部位，肺、骨、肝脏等脏器是最常见的转移部位，将近 2/3 的乳腺癌复发将导致乳腺癌的远处转移，表现为远处脏器单发或多发的转移灶，严重时将影响脏器功能。

(4) 转移途径

• 局部扩展：乳腺癌可以直接向周围扩展。

• 淋巴道播散：腋窝淋巴结和内乳淋巴结是乳腺癌转移的第一站。乳腺癌患者腋窝淋巴结转移率很高，临床报道乳腺癌患者就诊时有 50%～70%已有腋窝淋巴结转移。腋窝淋巴结转移情况与原发肿瘤大小有关，肿瘤体积越大，腋窝淋巴结转移率越高，转移数越多。内乳淋巴结转移率与病灶部位及病期有关。据报道，病灶位于外侧的乳腺癌内乳淋巴结转移率为 12.9%，病灶位于中央者转移率为 22%，病灶位于内侧者转移率为 21.9%。有腋窝淋巴结转移的患者内乳淋巴结转移率亦增高。锁骨上淋巴结是乳房淋巴引流的第二站，其转移主要是经腋窝淋巴结或内乳淋巴结，多数是同侧的，也可转移到对侧锁骨上淋巴结。肿瘤细胞还可通过逆行途径转移到对侧腋窝或腹股沟淋巴结。

• 血行转移：乳腺癌细胞可直接侵入血管而引起远处转移。远处转移的发生率与原发肿瘤的大小、淋巴结转移数目和病理分级有关。最常见的远处转移为肺,其次为骨、胸膜、肝、脑、肾上腺等。癌细胞进入血道可通过以下 3 条途径:① 血管侵犯:即癌组织通过侵犯静脉壁直接进入血管内,病理分化程度越低的肿瘤浸润性越强。② 经淋巴管途径进入血管:已侵入淋巴管的癌细胞可随淋巴液流入胸导管或右淋巴管导管,分别在左右两侧颈静脉角附近汇入体静脉,引起血管内播散。③ 渗入血道:当癌瘤遭受意外创伤、癌灶内血管壁出现缺损,且瞬间血管外压力超过血管内压力时,癌细胞可经血管壁的破口渗入血道,从而引起血行播散。乳房检查时手法过重可引起癌细胞渗入血道,因此,在进行乳房检查时切勿过度用力。进到血液循环中的癌细胞,在短时间内停留在小动脉或毛细血管内,它们中的绝大多数将为机体的免疫防御机制所消灭,也有个别能够生存的癌细胞,随血液进入其他器官,并在此生长形成转移灶。据统计,1%~5%的乳腺癌患者在就诊时已发现转移病变。

如何预防乳腺癌复发和转移

乳腺癌术后 2~3 年是一个复发转移的高峰,5~6 年又是一个小高峰,以后复发转移的风险会低一些,但是还是有风险。目前,外科治疗及其辅助治疗的进步,已使 80%以上的较早期乳腺癌患者避免了术后的复发,但是,早期诊治、规范治疗、定期随访仍是预防乳腺癌复发的有力保障。以下是一些预防乳腺癌复发的措施。

(1) 规范治疗:很多患者认为,乳腺癌的治疗就是单纯手术,只要切得干净就不会复发。其实这是一个误区,对于癌症的治疗必须是一个综合治疗方案。规范治疗可以把乳腺癌的复发降到最低限度。在术后1～3年关键期积极采取治疗手段可以有效降低复发风险。对于患者而言，乳腺癌手术以后，在正规医院接受系统治疗和监控是防止复发的关键。特别是原发的乳腺癌，手术后第一个5年内，只要条件允许，应该在正规医院（最好是原手术医院）坚持做完全套的治疗，而后遵医嘱定期复查。目前，乳腺癌的治疗主要包括手术治疗、化疗、放疗、内分泌治疗及靶向治疗等。手术治疗中，应根据乳腺癌分期，选用合理的手术方式；而有效的化疗可使乳腺癌的复发率降低30%～40%；化疗后，可以由专科医师根据乳腺癌的肿瘤大小、淋巴结转移情况及手术方式，决定是否需要放疗以降低乳腺癌的复发风险；内分泌治疗则应根据乳腺癌患者的雌激素、孕激素受体状况而定，根据月经状态的不同，激素受体阳性的乳腺癌患者应接受不同方案的内分泌治疗。与化疗相同，内分泌治疗也是全身治疗的一种，可以显著降低疾病的复发及转移风险；另外，最新的研究表明，恰当的靶向治疗对预防疾病复发有很大帮助，因此，靶向治疗及时应用与否对适合的患者也十分关键。

（2）术后定期随访勿松懈：经过正规的综合治疗后，即使是一部分早期乳腺癌患者，病情也有可能复发。因此，乳腺癌复发，首诊后定期复查，能早期发现复发转移灶，有利于及时救治。乳腺癌术后复发多发生在2年内，因此，在这段时间里要坚持3～6个月复查1次。由于患侧胸壁等部位是比较容易复发的区域，因此复查项目应包括患侧的胸壁、腋窝、锁骨上下，以及对侧乳房的彩超、肝脏超声检查、胸片及骨扫描等，有条件者还可以进行每年1次的PET/CT或CT检查。这样可以早期发现全身的微小转移病灶，增加治疗的效果，促进患者康复。

(3) 避免促进乳腺癌复发的各种因素：要做到不吸烟、不饮酒，避免使用含雌激素较高的美容化妆品，尽量避免接触放射性和电磁辐射。

(4) 在患者治疗间歇回家调养期间，家属应根据患者的身体状况及对治疗的反应做好安排。如果患者术后身体十分虚弱，加之放、化疗后的不良反应严重，则应以卧床静养为主，先不要急于起来活动。饮食上应予比较容易消化的、合患者口味的、富含各种维生素及微量元素的食物，少食油腻的食物。如果患者术后一般状况尚好，但放、化疗后出现骨髓抑制，即血细胞明显减少时，应尽量减少外出，避免与感冒患者接触，减少发生各种感染的机会；如血小板显著下降，还应避免外伤，避免各种出血倾向。如果患者放、化疗后出现厌食、恶心、呕吐等消化道反应，则应安排少食多餐，予清淡可口食物，进食时小口细嚼慢咽，餐后不要平躺，宜半坐卧位，不宜立即活动。

(5) 建立科学的生活方式：积极参加体育锻炼，保持乐观的情绪和良好的心态，养成科学的饮食习惯，少吃高脂肪、熏制和烧烤食品，多吃蔬菜水果等。

我们相信，只有保持良好心态，适当体育锻炼，改善不良生活习惯，谨遵医嘱，坚持服药，并与医师保持长期联系，定期去医院复查，才能打赢这一场与乳腺癌的“持久战”。

乳腺癌的转移部位有哪些？如何治疗

1. 乳腺癌的肺转移

肺是乳腺癌最常见转移部位，有70%的未治愈乳腺癌患者已经出现了肺转移，乳腺癌的肺转移可以是血行的转移、淋巴道的转移或直接侵犯。

(1) 症状：乳腺癌肺转移症状根据转移的部位不同而有所差别。多数肺转移的患者缺乏症状，只有1/3的患者可有咳嗽、咳痰、咯血、呼吸困难、发热、胸痛、气短等。具体症状表现由转移灶而定，若出现在肺间质，早期为孤立性的结节时常常无任何明显的症状，能够通过影像学检查发现；如果乳腺癌的转移灶位于支气管内膜时，咳嗽的症状会比较明显，而且还可能发生阻塞性肺炎或肺不张；若出现肺的癌性淋巴管炎可出现呼吸困难、咳嗽痰多、发绀和胸痛，并可有肺呼吸音减弱等现象。乳腺癌肺转移时若同时发生纵隔转移，可以出现音哑、上腔静脉压迫的综合征、膈麻痹和食管气管的压迫症状。偶然肿瘤引起的急性肺栓塞，表现为进行性呼吸困难。

(2) 辅助检查：胸部CT检查是最简单易行的方法，对乳腺癌患者，推荐每年检查1次。

(3) 转移灶的治疗：乳腺癌肺转移代表了疾病已从局部发展至全身，因此，治疗方法主要为全身治疗的化疗及内分泌治疗，并根据患者受体表达情况给予靶向治疗。对较局限的单发病灶可考虑采用手术治疗或放疗。

2. 乳腺癌的骨转移

乳腺癌极易出现骨转移，过去甚至有患者主要是以病理性的骨折为乳腺癌的首发症状，临床上多发性骨转移较常见，有60%未治愈乳腺癌患者会发生骨转移，乳腺癌骨转移以血行转移为主。胸、腰段椎骨和骨盆是乳腺癌骨转移最易发生的部位，其发生率约为64.7%和41.2%，其次为肋骨(与癌灶邻近部位多见)、股骨、颅骨，胸骨的转移率最低，约为3.5%。

(1) 症状：骨转移的早期会出现轻度的、间歇性的骨痛，逐渐发展成持续性的骨痛，进行性加剧，局部可有压痛，但常摸不到肿块。如是椎体受累，就会出现脊椎棘突的压痛和叩痛。疼痛部位可以是固定的或不固定的，夜间特别严重。痛性多种多样，疼痛所造成肌肉紧张、关节活动受到限制而使患者出现被动体位。如果骨转移灶的位置比较表浅，或转移日久骨膨胀变形时，就会出现局部的肿胀。

(2) 辅助检查：全身放射性核素骨显像检查可在 X 线发现骨破坏之前 3～6 个月早期诊断骨转移病灶，为早期治疗、减轻痛苦争取时间；转移部位的 X 线及 CT 检查也有助于评估病情。

(3) 转移灶的治疗

• 局部放射治疗：对缓解骨转移的疼痛，减少病理性骨折的发生及减轻对脊髓压迫产生的症状有明显的疗效，可改善生活质量。

• 双膦酸盐治疗：双膦酸盐类药物治疗骨转移可以有效地控制病情，缓解症状，减少骨转移相关不良事件的发生，并有助于预防及治疗骨质疏松。

• 全身治疗：骨转移意味着疾病的远处发展，因此在放疗或双膦酸盐治疗的同时辅以内分泌治疗或化疗等全身治疗也有助于改善病情。

3. 乳腺癌的肝转移

肝脏是乳腺癌最常见的转移部位之一，约有 60%的未治愈乳腺癌患者会出现肝转移，给患者的治疗带来了难度，往往是乳腺癌晚期治疗失败的主要原因。肝转移主要是血行转移和淋巴道转移为主，尤其是血行转移。

(1) 症状：乳腺癌肝转移的临床表现和原发性肝癌非常相似的，应加以区分。乳腺癌肝转移的早期无任何明显的症状，后来则会逐步出现上腹部或肝区的胀痛不适，然后出现腹胀、黄疸、食欲减退、乏力、体重减轻、肝区剧烈疼痛、发热等。

(2) 辅助检查：肝功能、腹部 CT 等。

(3) 转移灶的治疗：乳腺癌常通过血流转移至肝脏，一旦发生肝转移，代表乳腺癌已发展成全身性疾病，而且常伴有其他脏器的转移。因此，治疗方法主要为化疗及内分泌治疗等全身治疗，并根据患者受体表达情况给予靶向治疗。对于单发或局限在某一区段肝转移灶，在患者能够耐受手术的情况下可以考虑手术切除。

4. 乳腺癌的脑转移

虽然乳腺癌脑转移的发生率在未治愈的乳腺癌患者中仅为 15%，但脑转移是乳腺癌致命的并发症，严重威胁患者的生命，是加快患者死亡的原因之一，乳腺癌的脑转移主要是通过血行转移发生。

(1) 症状：乳腺癌脑转移常为多灶性，转移部位常位于额叶、顶叶等重要功能区，主要临床表现有脑水肿和颅内高压等引起的神经系统症状，如头痛、呕吐、视力下降、抽搐、肢体活动障碍，甚至昏迷，以及神经系统生理反射减弱或消失、病理反射引出。

(2) 辅助检查：头颅 CT、MRI 等。

(3) 转移灶的治疗：脑转移瘤若不进行治疗，生存期平均为 4～8 周。除针对原发病乳腺癌的治疗外，放疗是目前脑转移瘤治疗的重要手段之一，基本适用于任何脑部的单发或多发肿瘤，可以有效地缓解脑转移相关的症状。在放射治疗的同时，辅以内分泌治疗、化疗及靶向治疗也有助于控制病情。

5. 乳腺癌的胸膜转移

乳腺癌通过血行或局部侵犯可以发生胸膜转移，或肺转移穿溃到胸膜腔后引起胸膜转移。

(1) 症状：乳腺癌患者发生胸膜转移时主要表现为胸闷、胸痛、气短、咳嗽以及胸腔积液等症状

(2) 辅助检查：一旦出现以上症状患者可进行胸腔积液穿刺行细胞学检查，可发现肿瘤细胞，胸部 CT 可以显示胸膜结节，用于评估病情。

(3) 治疗：以全身治疗为主。

6. 乳腺癌的软组织转移

主要包括胸壁、同侧腋窝或锁骨上淋巴结局部复发，以及对侧乳腺、腋窝、锁骨上淋巴结转移。对于局限性复发灶，部分病例还可能通过再手术或局部放疗而治愈。

7. 乳腺癌的卵巢转移

治疗采取以全身治疗为主的综合治疗。

8. 乳腺癌晚期多处转移

晚期乳腺癌患者全身多发转移灶，健康状况迅速恶化，出现恶病质，表现为精神萎靡、抑郁、表情淡漠、食欲不振、消瘦、贫血等进行性加重，剧烈而顽固的癌性疼痛，体温升高等。治疗以全身治疗为主。

总体来说，在复发或转移性乳腺癌的治疗中，“个体化”发挥着十分重要的作用。对于复发或转移性乳腺癌的治疗如下：

(1) 对复发或转移性乳腺癌先通过以下几个方面进行评估：① 患者基本情况：血常规、肝肾功能、电解质、血糖、凝血功能、肿瘤标志物、心超及肺功能等。② 乳腺癌病史：原发肿瘤大小、病理类型、分级、淋巴结状态、分期及受体表达情况等。③ 目前疾病情况：头胸腹部 CT 或 MRI 评估脑转移及肺脏、肝脏转移，骨扫描评估骨转移情况以及既往治疗经过等。如果可能，在第一次复发时行活检明确转移灶病理情况。《局部复发或转移性乳腺癌诊断治疗和随访临

床实践指南》指出,对临床上怀疑有转移、特别是有孤立性结节的乳腺癌患者,建议要进行穿刺活检。因为:① 可疑的转移灶可能为良性病变、新的原发灶或第二肿瘤的转移灶等,病理检查有助于明确诊断。② 一旦发生转移,受体状况可能会发生变化,导致后续治疗方法的改变。

(2) 如果仅在局部复发,可以考虑行手术治疗,包括乳房切除术及局部复发结节切除术,并根据术后的病理学类型来确定进一步治疗方案。另外应引起重视的是,由于局部复发者常同时存在远处转移,在给予局部治疗前要进行全面的检查。对于孤立局部复发乳腺癌的治疗目标应该是治愈。新版"指南"明确指出,对于孤立的局部复发病灶,应以治愈为目的,将其作为新的原发灶进行处理,推荐进行完整的病灶切除。对未接受过放疗的患者,推荐进行胸壁和区域淋巴结放疗。

(3) 如果出现了远处转移,若患者年龄较大,疾病进展较为缓慢,激素受体阳性,仅有骨转移或软组织转移,可以首选内分泌治疗;反之,若患者年龄较轻,疾病进展迅速,激素受体阴性,存在内脏转移,则首选化疗控制病情。患者的HER-2表达情况也十分重要,HER-2阳性的患者推荐靶向治疗,对于骨转移的患者,双膦酸盐类药物及放疗也可以有效地控制病情。

治疗前后的护理及康复

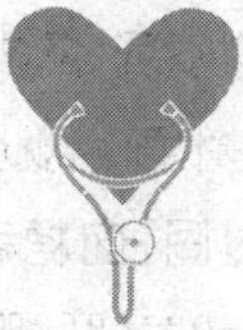

姓名 Name ____________ 性别 Sex ______ 年龄 Age ______

住址 Address ____________________

电话 Tel ____________________

住院号 Hospitalization Number ____________________

X 光号 X-ray Number ____________________

CT 或 MRI 号 CT or MRI Number ____________________

药物过敏史 History of Drug Allergy ____________________

术前护理要点和注意事项

乳腺癌手术前需要做哪些辅助检查

为确保患者各项功能可耐受手术，并了解疾病有无远处转移等情况，常需进行较全面的术前辅助检查。

(1) 术前常规检查：包括实验室检查(血常规、尿常规、出凝血时间、血糖、肝肾功能、电解质等)、心电图、X线胸片、腹部超声(肝、胆、胰、脾、肾)等。

(2) 术前专科检查：乳腺超声及定位、乳腺钼靶，特异性肿瘤标志物检测(如CEA、CA15－3)等。

根据患者病情及身体情况，有些还需加做肺功能、心超、骨扫描、胸部CT、乳腺MRI等；部分患者还需进行血型鉴定、配血等准备。

术前检查有何特殊注意事项

针对以上相关检查，为不影响结果的准确性，常需注意：

(1) 需空腹进行的检查：如腹部B超、肝肾功能、空腹血糖等，因进食、饮水可以刺激胆囊收缩，影响胆囊在B超上的成像；并导致血清成分改变，影响实验室检查结果等。

(2) 需避开经期的检查：① 留取尿标本时，为防止尿液被经血污染，导致红细胞、白细胞升高的假象，需避开经期。② 由于乳腺腺体及间质会随月经周期发生一系列变化，为了避免乳腺上皮细胞增生及间质水肿对检查效果的影响，乳腺 B 超及钼靶检查一般也应避开经期，最佳检查时间为月经期后 3～7 天。

（3）避免药物及食物对检查的影响：避孕药或某些药物（如阿司匹林、华法林等）会影响凝血功能检查的结果，检查前需主动告诉医师服药情况，由医师决定是否停用。咖啡、浓茶等服用过量可导致心悸，偶尔会影响心电图上的表现，住院后最好暂停饮用。

（4）造影剂：行增强 CT、MRI 等检查需注射造影剂以增强显影，检查前一般需留置静脉套管针，检查结束后即可拔除。

（5）骨扫描：可正常进餐，检查前排空小便，去除身上佩戴的金属物件（皮带、手表、钥匙、项链等），以提高图像质量。检查须在注射药物 2.5～3 小时后，待药物分布均匀才能开始，注射后多饮水，以促进药物排泄。

（6）定位：为便于准确定位手术部位，常需于术前行检查定位。依据肿块深度、大小、性质等情况，有乳腺 B 超定位、钼靶定位及 MRI 定位等可供选择。定位后的体表标记需注意保护，防止因出汗、沐浴等造成标记缺失。钼靶下钢针定位主要针对乳腺可疑钙化灶者，需局麻下置入钩针，一般安排在手术日，定位前常规静脉补液，定位后穿宽松衣服。

（7）其他：磁共振检查前需除去身上所有金属物品（如 IC 卡、手机、打火机、硬币、钥匙、助听器、金属拉链、首饰等）；体内置入或术后存留内固定金属异物者（如心脏起搏器、金属支架、金属夹、假肢、金属假牙、金属避孕环等）不适合行该检查，以免造成人身伤害和机器损坏。

手术前为何需禁食

乳腺癌手术多为全麻下进行，且麻醉后，人的意识和咳嗽反射会暂时消失，使胃中的食物或水容易反流至口腔、流入气管，造成肺部感染、化学性肺炎甚至堵塞气管，严重者引起窒息。因此为防止麻醉反应，术前 12 小时开始禁食，术前 4～6 小时开始禁水。必要时可输注葡萄糖维持血糖水平。

术前皮肤准备包括哪些

因手术需要通过皮肤进入腺体和组织进行操作，而皮肤表面特别是毛发中很容易藏有很多肉眼看不到的微生物，为了保证手术的无菌、减少感染的可能，术前需做好手术局部及全身的皮肤准备。术前一日应做好个人卫生，如：洗澡、洗头、修剪指甲等，涂有指甲油者需用去甲水卸去，因术中需监测生命体征，而脉搏血氧饱和度监测仪的感应端需夹在手指上，而指甲油会在一定程度上影响检测结果。此外，手术日晨护士还会帮你做局部皮肤准备，将患侧手术区域、患侧上臂 1/3 及腋下的体毛剔净。

手术前后需要使用抗生素吗

乳腺癌手术虽然为无菌手术，但为防止术后继发感染的发生，一般会在术中和术后常规使用一定量的抗生素。为确保抗生素的安全使用、防止变态（过敏）反应发生，需要在术前进行皮试，即通过皮下注射少量皮试液来判断患者是否过敏。一般以青霉素皮试较多，必要时行头孢类药物皮试等。如有过敏史者，请及时告知医护人员，以便医师调整抗生素的种类。

手术前为什么要进行呼吸和排便训练

手术前护士会指导患者进行床上排便训练，并示范有效深呼吸及咳嗽、咳痰的方法。因有些患者因局部伤口疼痛或麻醉反应等短时间内难以下床排便，这些训练可防止术后因不习惯床上大小便而引起便秘或尿潴留，以免无效咳嗽致使痰液排不净引起肺部感染等。

手术当天进入手术室之前还需做些什么

术前局部备皮后即可更换清洁的病服，脱去内衣裤和袜子，将衣服反穿(纽扣扣在背后)，便于术前消毒时脱去。此外，还需确认：

(1) 患侧局部皮肤的定位标记清晰可见；

(2) 取下饰品、活动性假牙、隐形眼镜等，长发者可用橡皮筋扎起，贵重物品交与家属保管。若有取不下的玉手镯等，可让护士用纱布包裹。

(3) 没有月经来潮，如因月经周期不准或紧张等原因月经来潮，及时告知医护人员。

为什么进入手术室前需取下金属物品

因术中暴露和切除病变部位会产生出血，且一般需用电刀止血，如戴有金属首饰或体内有金属植入物等，则会引起局部短路，造成皮肤灼伤。因此，进入手术室前需取下金属饰品，如有金属植入物及时告知医护人员，以便改用其他止血措施。

月经期可以进行手术吗

乳腺癌作为择期手术，医师一般会建议女患者避开行经期，其主要原因为：

（1）月经期间，可能引起凝血功能变化，且由于子宫内膜在经期释放出较多的组织激活物质，可激活血液中的纤维蛋白酶原，增大出血倾向。因此，经期手术有可能造成血液不易凝固，术中创面渗血多等。

（2）对于手术时间较长者可能需要术前或术中导尿，经期可能增加感染的机会。

（3）经期由于内分泌激素变化，可能使机体免疫功能下降、抵抗力差，情绪容易波动，疼痛耐受力低等。

虽然对于月经期是否可以手术尚存在一些争议，但国内大多医师还是主张择期手术，应避开经期。

如何应对术前的紧张

无论是乳腺癌根治术还是保乳术，术前的紧张和焦虑在所难免。可能源于对手术本身的恐惧，也可能来自对预后的担心、对家庭的愧疚、对自己的自责等多个方面。并可能出现易发脾气或沉默不语、焦躁不安、失眠等表现。面对这样的情况，应与医护人员或家属及时沟通，将自己的焦虑宣泄出来，寻求更多、更专业的指导。不要过分夸大手术的危险，也不要因担心过分紧张影响疾病而刻意让自己放松，那样更容易起到反向强化的作用。顺其自然，用积极的心态去面对，可以通过肌肉放松训练或缓慢呼吸训练等简便方式让自己学会放松。原本睡眠状况较差、术前失眠严重者可让医师开具镇静催眠药物。

乳腺癌合并高血压患者术前需注意什么

严重高血压需药物控制者，需按时服用降压药，术前酌情喝一小口水或干吞药片，以免术中血压波动过大。

乳腺癌合并糖尿病患者围手术期需注意什么

高血糖容易导致术后伤口愈合延迟、并发感染等一系列问题，因此，合并有糖尿病的患者需严格控制血糖，按时服用降糖药或注射胰岛素。同时，还需控制饮食，并防止低血糖的发生。

其他特殊患者需注意什么

因手术及后续的放化疗等辅助治疗会对胎儿和泌乳产生影响，因此孕妇患者应在治疗前终止妊娠，哺乳者应给予回乳药，停止哺乳。

乳头有溢液或肿瘤局部破溃者，需保持局部清洁干燥，并遵医嘱使用抗生素控制感染等。

作为家属手术期间应该做些什么

家属是患者顺利度过手术、治疗阶段的主要支持力量。由于全民整体素质的提高、医学知识的普及等，现在并不主张向患者隐瞒病情，特殊情况下家属可以分阶段逐渐向患者透露疾病信息，同时要给予其鼓励和支持。由于家属不能进入手术室，很多医院都设置有家属休息室，并有电子显示屏实时显示手术情况。家属也可以在病房等候，如手术中发生变化，医师需更改手术方案时可随时联系。患病期间，家属需更多地承担起家庭责任，尽量解除患者的顾虑，可以搜集些抗癌明星的实例，鼓励患者树立战胜疾病的信心，与患者一起正确面对疾病和治疗。

手术后护理要点及注意事项

手术后活动时间怎么安排

乳腺癌手术最常采用全身麻醉，如术后返回病房时患者尚未完全清醒，应采用去枕平卧位，头转向一侧，以避免口腔分泌物或呕吐物误吸入气道。麻醉清醒后即可垫枕头，逐渐恢复自由体位。如患者术后带有引流管、导尿管、吸氧导管等，应保持各种管路通畅，避免打折扭曲，活动也应从摇高床头开始，先进行床上活动，待拔除导尿管后再下床活动。术后第一次下床小便应由家属或护士搀扶，防止体位性低血压，出现头晕、眼花甚至意识丧失等。即使是体质较弱的患者，也鼓励早期下床活动，以防增加肺不张、肺部感染的机会。

引流管的作用是什么？应如何管理

乳腺癌根治手术中，医师会在患者胸前和腋下分别放置一根引流管并接负压吸引器，因手术切除较多乳腺组织并行腋窝淋巴结清扫，负压乳引管能有效引流出腋窝及皮瓣下残留的渗血、渗液，促进伤口愈合、降低感染的发生。乳引管引流期间，需做好导管的固定，卧床时可用别针双固定引流管于床上，下床活动时应固定于衣服上，保持引流瓶入口低于伤口。并注意观察引流液的颜色、性质和引流量，住院期间，护士会定时观察记录引流量，出院回家后需自己定时记录量。随着局部伤口的恢复，引流液颜色会由血性逐渐变淡，且不同患者存在个体差异。若引流管内血性液体突然增多，或颜色突然变深，则需及时通知医护人员。当引流量减少为每天 20～30 ml，且皮瓣贴合较好时，可由医师决定拔出引流管。

若术后留置导尿管者需注意些什么

导尿的目的主要在于手术及手术后短期内辅助不能自行排尿者排尿。留置导尿管期间，应做好导尿管固定，避免拉拽引起导尿管滑脱和局部损伤。意识不清的患者，更需多加注意，防止自行拔出。如出现血尿应及时向医护人员反映。为防止尿路感染，导尿管留置时间不宜过长。拔管前护士会间隔夹闭尿管以训练膀胱功能。留置导尿期间应多饮水，防止感染。

术后伤口该如何护理

术后伤口常需使用胸带加压包扎，胸带包扎时，需注意松紧适宜，过紧会引起皮瓣缺血坏死，过松则不利于有效的加压止血。如感到呼吸困难、胸闷，应及时通知护士或医师调整胸带的松紧度(松紧度以可以伸入一指为宜)。医师会视个体伤口、引流及身体情况，进行换药和拔管。胸带包扎期间可穿宽松、纯棉内衣，减少对伤口的刺激，并保持伤口局部皮肤干燥，如有渗出、出汗等，及时消毒更换敷料。伤口愈合速度因人而异，因糖尿病可能延迟伤口愈合，因此糖尿病患者治疗期间应按时用药、严格控制血糖，并保证饮食营养、充分休息，以促进伤口愈合。

术后几天可以洗澡

因术后需保持伤口干燥，因此需等伤口结痂后才可淋浴。伤口愈合之前可以采用分段洗澡法，伤口以下的位置用喷头冲洗，伤口以上的部位可用毛巾擦拭，避开伤口部位，避免进水，直到伤口及引流口愈合。

乳腺癌术后应多长时间随访一次

由于乳腺癌复发转移时间以手术后 2 年内最为常见，但也有患者在术后十几年甚至二十几年后复发转移，因此，乳腺癌患者手术后应终身定期随访。常规建议：手术后前 2 年内每 3 个月随访 1 次，第 3 年至第 5 年每半年随访 1 次，以后每年随访 1 次，直至终身。目前，NCCN 指南推荐，每4～6个月进行1次病情随访和体格检查，持续5年，此后每年1次。

乳腺癌患者肢体康复

为什么要进行功能锻炼

乳腺癌患者无论采取何种手术方式，术后都会或多或少对患侧肢体的活动有一定影响，特别对于进行淋巴结清扫的患者。术后你可能发现连日常简单的刷牙、梳头、洗澡、穿衣都变得困难了，更有患者会出现患肢淋巴水肿。但应该认识到，这些都将是暂时的，通过合理的功能锻炼是可以预防或逐渐恢复的。不要担心锻炼会影响伤口愈合，相反，没有进行早期功能锻炼或急于求成、锻炼方法不正确更容易导致皮下积液、淋巴水肿等，延迟伤口愈合时间。锻炼的实施需在基本原则上进行个体化调整，具体可咨询帮你手术的外科医师、专科护士或康复治疗师。

术后功能锻炼应从什么时候开始

目前，乳腺癌术后应尽早进行患肢功能锻炼的观点已被广泛认可和推广。因术后早期腋下切口处瘢痕组织尚未形成，此时锻炼可有效防止腋窝周围瘢痕挛缩、肌肉萎缩和关节强直，也避免了挛缩的瘢痕组织压迫腋静脉，减轻腋静脉回流受阻的状况。功能锻炼应循序渐进，以前3个月尤为重要，一般需持续6个月以上。

进行患肢运动需注意什么

（1）术后功能锻炼不等同于健身运动，需及早开始，循序渐进、持之以恒。术后当天麻醉清醒后便可开始掌指关节活动、逐渐到腕关节、肘关节、肩关节，不同恢复阶段进行不同部位的重点锻炼。

（2）锻炼须结合自身手术情况、年龄、体力条件等进行，兼顾锻炼效果与伤口愈合情况；不要在疼痛时做锻炼，肢体开始肿胀或变红时停止锻炼。

（3）锻炼时最好在患肢带好治疗用弹力袖套，穿着宽松、舒适的衣服。

（4）把握锻炼强度：既不能不锻炼，需防止瘢痕收缩及患则肢体功能障碍；亦不可锻炼过度，避免过度牵引可引起患肢肿胀。

（5）凡腋下积液，皮瓣未充分与胸、腋壁贴合者；术后锻炼致腋窝引流较多，24 小时引流液＞100 ml 者；或腋区的皮瓣较大面积坏死等情况，需适当延迟活动肩关节，并减少活动量。

拔除引流管之前应如何进行功能锻炼

术后当天即可开始患肢功能锻炼，可进行握拳、手指关节的屈伸运动，腕关节外旋、内展及肘关节屈伸运动，配以患侧上臂辅助按摩，促进淋巴和血液回流，减轻因手术创伤、回流不畅引起的肢体肿胀。该阶段不建议肩关节活动。

（1）卧位练习：术后可用枕头抬高手臂，使其高于心脏水平(图 A),利用重力作用减轻手臂负担。

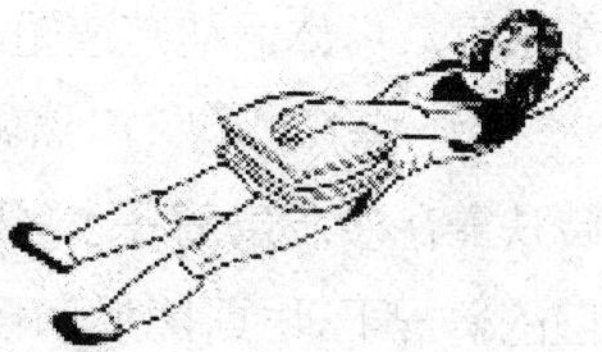

图 A

(2) 屈肘运动:肘关节活动可取坐位,患侧手臂自然下垂,然后屈肘握拳——伸直手臂放松拳头(图 B),重复练习可防止肢体肿胀。

(3) 耸肩运动:取坐位支撑手臂,双肩耸起——放松,如此反复几次(图 C)。

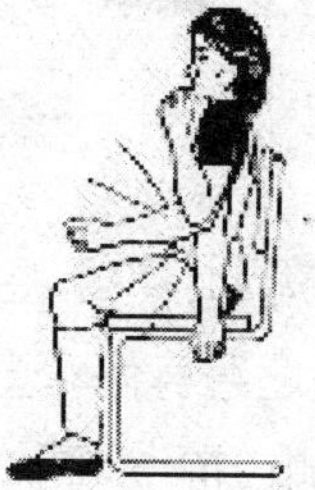

图 B

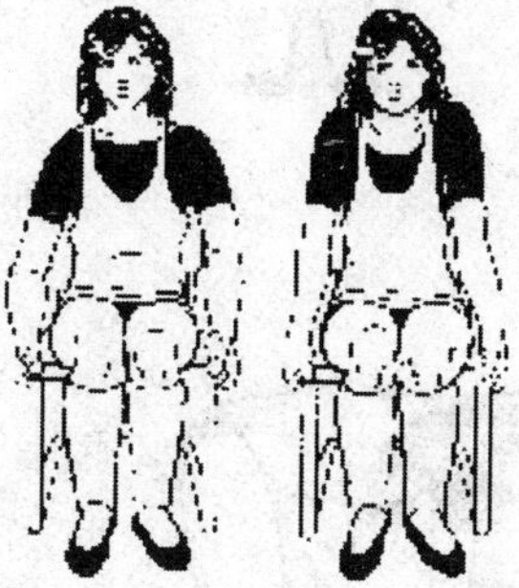

图 C

拔除引流管之后应如何进行功能锻炼

拔管后 24 小时至术后 2 周可进行患肢的主动与被动运动。由健侧上肢协助术侧上肢进行上臂肌和肩肌的收缩运动。增加肩关节活动度,促进术侧上肢功能的恢复,提高患者的日常生活自理能力。肩关节屈、伸、外展的角度应在 2 个月内循序渐进,从 30°～45°扩大到 60°～90°,一直到肩关节功能基本恢复。上肢可以适当的方式进行不负重锻炼,除了可能残留的感觉异常外,上肢运动功能应接近手术前水平。具体运动方法如下：

（1）摇摆练习：自然站立，两腿分开，弯腰90°，健侧上肢扶靠在沙发或椅子上，患侧上肢自然下垂。在不牵拉伤口的情况下，尽可能地向前、后、左、右摆动患肢（图A）；或让患肢做水平画圈运动（图B）。

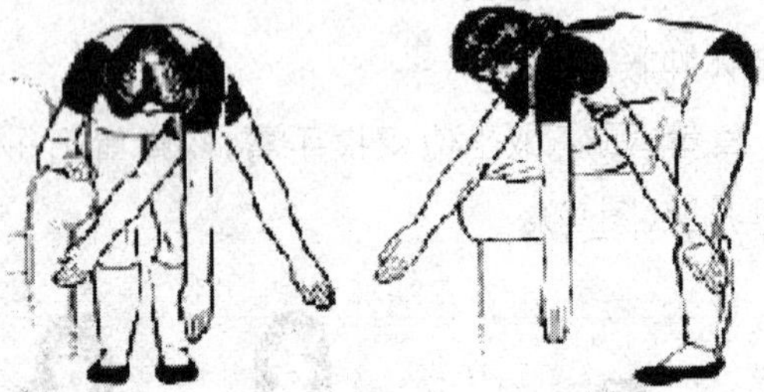

图 A

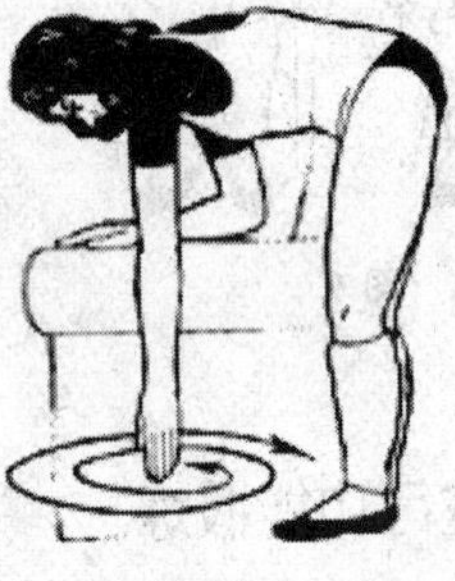

图 B

（2）外展运动：平卧屈膝，抬起患侧手臂使之与身体垂直，慢慢地、小心地从侧边放下（图C）。双上肢先平举，然后外展，再双手叠加于脑后，肘部朝向天花板，逐渐将两肘向外、向下分开进行开合运动，注意保持两肘高度一致（图D）。

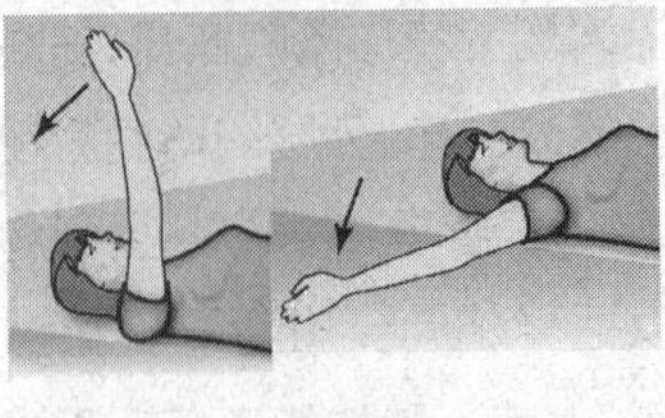

图 C

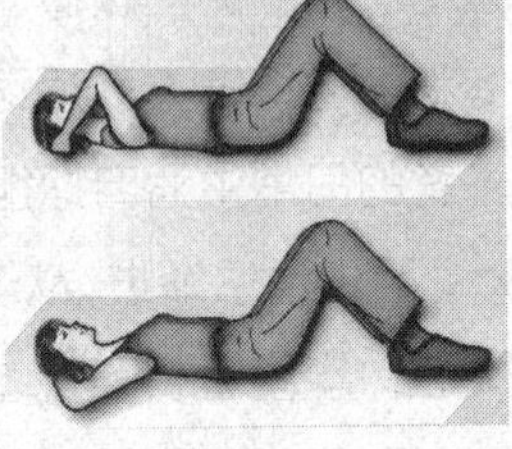

图 D

(3) 上举练习：屈膝平卧，双手握住短棒(图 E)缓慢抬起使手臂与地面垂直(图 F)，停留片刻再放下。

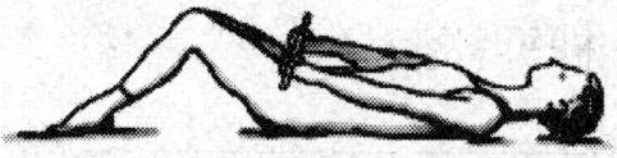

图 E

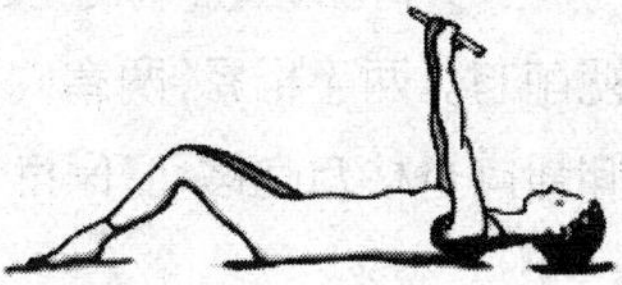

图 F

(4) 爬墙运动：面对墙壁，分足而立，脚尖距墙 8～10 cm，使手掌贴于墙壁，开始时指尖平双肩的高度，然后利用手指的屈伸活动，使上肢向上移动。上爬至所能及的最高点停留约 15 秒钟，再放松手臂至初始位置。你会感觉到你的肩关节和手臂肌肉共同运动。此运动也可侧对着墙面进行练习(图 G)。

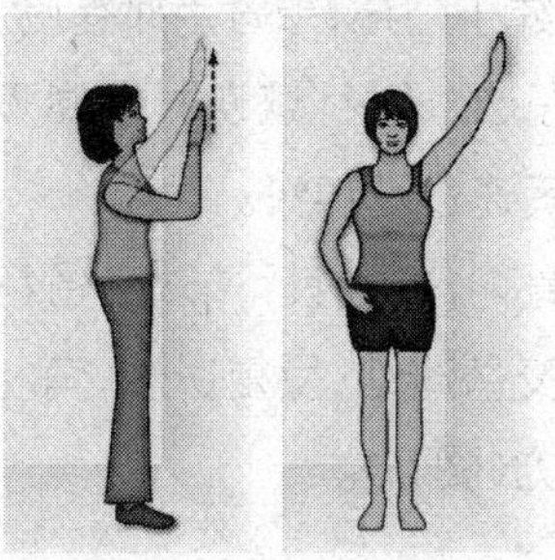

图 G

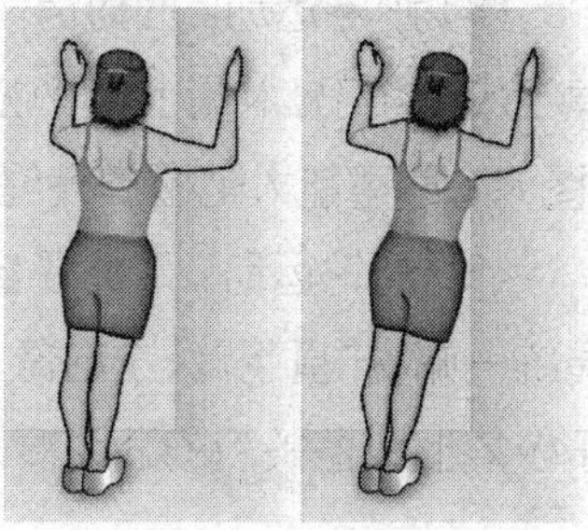

图 H

(5) 墙角俯卧撑：可帮助你缓解术后胸部肌肉的紧绷和僵硬感，面对墙角，手臂放于墙面，上臂与地面平行，直立后退半步，保持身体姿势向墙角倾斜，感觉肩胛骨向脊柱方向移动，利用自己身体的力量进行被动练习(图 H)。如果没有足够宽敞的墙角也可用开着的门来代替。

(6) 梳头练习：利用柜子的高度或用书垫高使患肢抬

起，而不要弯头去靠近梳子，先从梳理一侧头发开始，逐渐练习至可以绕过头顶梳理另一侧(图 I)。

(7) 肩部练习：双手放于背后，肩与胳膊放松，眼睛平视前方。两手相握，两肩向下向后，肘部向内旋转，感觉肩胛骨向脊柱方向移动，保持 3~5 秒钟(图 J)。

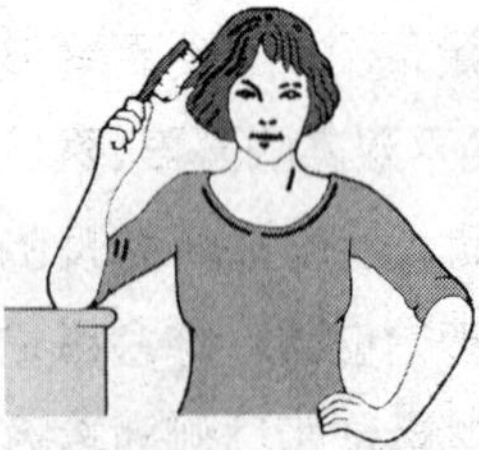

图 I

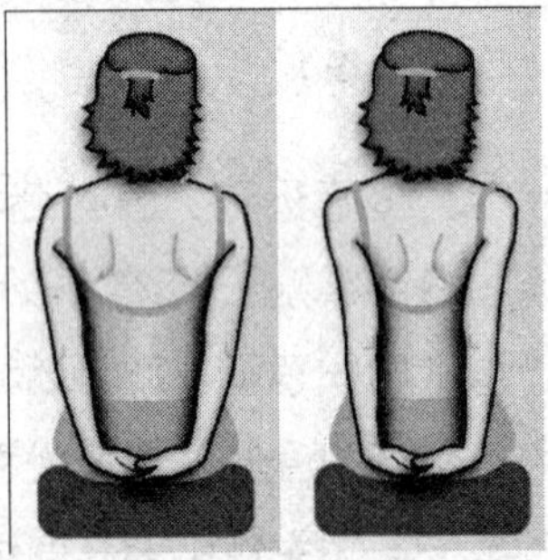

图 J

(8) 画圈运动：面对房门，系绳于门把，患者手抓绳端，健手放在腰部，术侧上肢牵拉绳子做顺时针或逆时针旋转(图 K)，尽可能大范围旋转绳子，转速逐渐加快。

(9) 滑轮运动：取绳子绕过滑轮，人站其下，双手各持绳的一端，伸直手臂，左右臂上下交替滑动，反复锻炼，有利于恢复上肢各关节的活动度及肌力(图 L)。

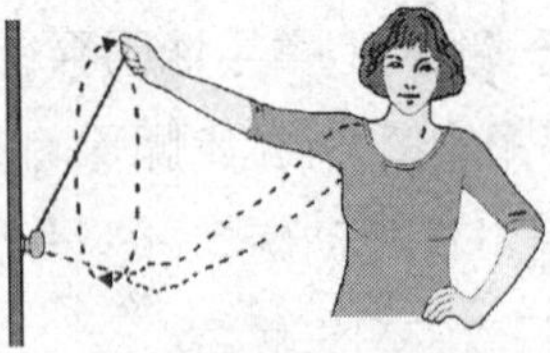

图 K

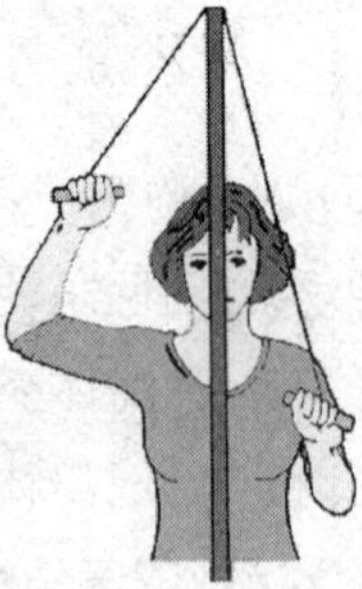

图 L

(10) 毛巾运动：直立，将毛巾搭于肩上，健侧手握住毛巾前端，患侧手在背后握住另一端，健侧手臂牵拉毛巾上下运动以带动患侧手臂被动运动(图 M)。

(11) 侧身运动：取坐姿，颈背部直立，双膝并拢或自然分开，脚尖与肩同宽。两手至于头顶，身体向侧方弯曲(图 N)，感觉疼痛时停下来。

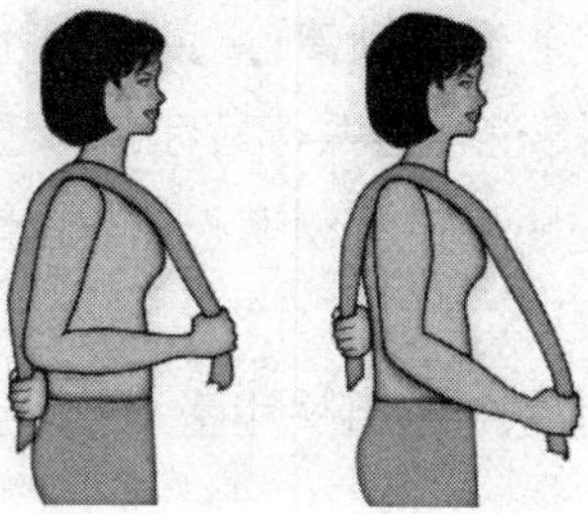

图 M

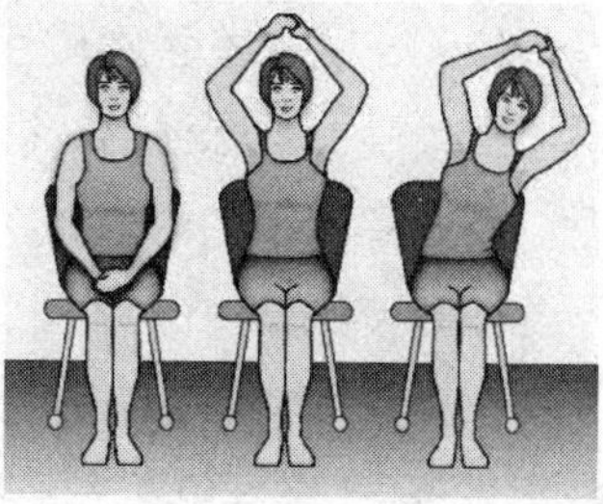

图 N

肩关节运动为何需在拔除引流管后进行

因过早活动肩关节容易引起皮下积液，因此需停止负压引流后进行。但也不宜过迟，以免术后瘢痕挛缩影响患侧肩关节外展。

康复后期应该如何进行锻炼

术后 3 个月开始，可结合自己的兴趣爱好，配合游泳、乒乓球等体育运动；恢复到工作岗位后，也可做一些办公室操。具体运动可按照 DVD 光盘和示范图等自学，主要增加肩关节外展、抱头、扩胸以及两手后背向上举的运动。还可配合柔和的背景音乐，既可增加运动的节奏感，也能让情绪和身体达到更放松的状态。

如何防止患肢淋巴水肿

手术后因局部淋巴结切除使淋巴回流受到影响，容易引起淋巴水肿。故日常需注意：

（1）尽量避免手术侧手臂受到机械刺激，避免患侧手臂过度负重。静脉注射、抽血、测量血压等操作应在健侧进行。不要穿过紧的内衣以免压迫腋下血管和淋巴管，尽量不要在患肢佩戴首饰。

（2）避免过冷或过热刺激，避免蚊虫叮咬和感染，适当控制沐浴温度，避免日光暴晒。

（3）术后早期卧位时可在患肢下垫小枕抬高患肢，坐位时把患肢放于胸腹部；避免患侧手臂长时间下垂，可选择适当的锻炼方式减轻水肿。

（4）患肢水肿可进行向心性的按摩，也可使用哑铃、弹力球、弹力袖套等辅助用具，进行腕部、肘部和肩部的屈伸运动。水肿严重者可使用弹力手臂套加压包扎，使用芒硝外敷，或中医理疗以减轻水肿。

乳腺癌化疗护理

化疗时通过何种途径给药

化学药物的给药途径包括系统性全身给药和局部给药

两大类。全身给药方法又有口服、肌内注射、静脉注射等。乳腺癌的化疗方法主要为口服、静脉推注和静脉滴注等全身性治疗途径。由于化疗药物刺激性大，对血管损伤较明显，目前比较推荐的静脉给药方法包括输液港、经外周穿刺的中心静脉置管(PICC)及套管针等，可有效减少因反复穿刺对血管的损伤。

什么是PICC？ 有什么优缺点

PICC是指经外周穿刺的中心静脉置管，材质多为硅胶，柔软、弹性好，对血管刺激性小；标准长度一般为60 cm，穿刺时根据患者情况确定插入长度后修剪。置管时一般选择上臂或肘前部的外周静脉穿刺，沿血管走行最终到达上腔静脉，可将药物直接输注在流速快、血流量大的中心静脉血管，避免了患者因长期输液或输注高浓度、强刺激性药物带来的血管损害。如护理得当，PICC导管可在体内留置6～12个月，避免了化疗期间反复穿刺，且不会影响肢体日常活动。尤其适用于外周静脉血管条件差、需多疗程化疗的患者。行乳腺癌根治术的患者，因淋巴结清扫术后需对患肢严加保护，避免各种损伤与刺激加重水肿，只有健侧手臂可接受化疗，因此更建议进行PICC置管或Port置入。

PICC放置期间，需注意些什么

(1) 保持穿刺部位的清洁干燥：不要擅自撕下贴膜，如有卷曲、松动、汗液、潮湿时及时护理。避免过多的游泳、盆浴等浸泡穿刺点的活动。淋浴前可用塑料保鲜膜，将穿刺点包裹在中心位置，缠绕手臂 2～3 圈，上下边缘用胶布贴紧，淋浴后取掉保鲜膜检查，如贴膜或穿刺处有浸水应及时消毒更换。

(2) 注意观察局部穿刺点及患肢情况：观察穿刺点周围有无发红、疼痒、肿胀，患肢有无肿胀、疼痛，如有异常及时去专科门诊就诊。

(3) 肢体保护：避免穿刺侧手臂负重过重。PICC 置管患者可进行一般日常家务劳动，但应避免经常来回拖地、洗刷衣服等反复屈伸手臂的运动，以及避免提拉过重物体，以免导管滑出或断裂。

(4) 导管保护：因导管留置体内较长，建议不用 PICC 导管抽血，避免冲管不完全时，管内血凝块堵塞导管。且不可高压注射造影剂，以免使导管破裂。

(5) 定期维护：治疗间歇期每 7 天至专业门诊进行导管维护，进行冲管、消毒、更换贴膜换肝素帽、测量外露长度及臂围等。确保导管位置正常、避免感染。就诊维护时需携带相关置管记录以便参照。

什么是输液港

输液港是一种可以完全植入体内的静脉输液器材。主要由置于皮下的注射座和插入中心静脉的三向瓣膜式硅胶导管组成。该输液装置可在体内保留 10～20 年，为长期需要治疗的患者提供可靠的静脉通道。输液或化疗时，将无损伤针插入注射座，不用时拔除，减少了反复穿刺的痛苦与困难。由于输液港完全植入体内，患者洗澡、穿着均不受影响，治疗的间歇期需每 4 周护理 1 次。

化疗常见不良反应的表现有哪些

化疗对机体各个系统均存在不同程度的影响，近期毒性和不良反应主要有骨髓抑制、胃肠道反应、肝肾损害、心肺毒性、神经毒性等。表现为出血性膀胱炎、发热、恶心、呕吐 、感染、腹泻、便秘 、听力减退、脱发、色素沉着、指甲变形、皮疹、口腔黏膜炎等。远期毒性则可能引起生殖系统毒性、致畸胎作用及第二恶性肿瘤的发生。其中，生殖系统毒性表现为不孕不育和妇女闭经，化疗引起的第二肿瘤以急性非淋巴细胞白血病最为常见。

如何预防和应对化疗期间发热

发热、急性头痛等属于化疗的一般毒性反应。如发热在 38℃左右，可对症处理，用冰袋或乙醇（酒精）擦浴等物理降温法。必要时可遵医嘱应用退热药物，但不可擅自使用，因有些退热药有降白细胞的作用，而患者发热很可能是白细胞过低引起的。化疗期间，应注意保暖防寒、避免去人多的公共场所，加强饮食营养以增强抵抗力。

化疗过程中药液渗出怎么办

经静脉输注化疗药物时，护士都会在用药前后使用生理盐水冲管，一方面确定导管或针头在静脉内，另一方面保证药物全部进入体内，避免因中途拔出针头时，残留的药液滴渗在皮肤上，引起局部组织坏死。一旦发生药液渗漏，亦不用紧张，立即停止化疗，可用冰袋冷敷，严重者可用 50%

的硫酸镁湿敷。护士会抽出漏于皮下的药液后再拔出针头。并用 2%的普鲁卡因加地塞米松或生理盐水在穿刺局部做封闭。

如何预防和应对消化系统不良反应

较常出现的胃肠道反应为恶心、呕吐等，一般停药后 1 周内均可恢复。轻度胃肠道反应，可少量多餐，进食清淡易消化食物。中度或重度胃肠道反应者，可在化疗前半小时，给予止吐药。对于腹痛、腹泻、消化道溃疡等，一般多采取对症治疗，呕吐、腹泻者需防止脱水、水电失衡等，适当补充电解质，特别是富含钾离子的食物，如香蕉、橘子等，严重者遵医嘱予以补液。为防止口腔黏膜炎，应戒烟、戒酒，保持口腔清洁，避免食用刺激性较强或较粗糙生硬的食物，且食物温度要适宜；使用软毛牙刷。有口腔溃疡者，可用生理盐水 500 ml，利多卡因 2 ml，甲硝唑片 0.4 g，庆大霉素注射液 16 万 U 配置溶液，饭前饭后漱口，可消炎止痛。或遵医嘱外敷锡类散及相应外用药。

如何预防和应对骨髓抑制的不良反应

由于化疗药物对造血系统的影响，一般用药后 1 周左右，白细胞、红细胞、血小板等均有不同程度的下降。故在化疗期间应定期监测血常规 ，白细胞下降严重者，可遵医嘱给予升白细胞的药物，必要时输新鲜血或成分血。同时需加强营养，进行食补。另外，由于白细胞减少使机体抵抗力降低，还需预防感染：保证充足的睡眠，进行适当的室内锻炼；适当增加衣物，预防感冒的发生；减少到人群密集的地方；避免外伤感染；注意饮食调节，多饮水，进食高蛋白、高热量的食品，增加机体抵抗力。白细胞低于 1.0×10^9/L 时需保护性隔离，加强病房的消毒，减少探视，防止交叉感染。

如何应对化疗引起的脱发

脱发是由于化疗药物损伤毛囊所引起，其程度常与药物的选择、剂量，以及个体因素等有关。为减少脱发引起的心理不适，可在治疗前先剪短头发。化疗期间应选择软梳及性质温和的洗护用品，注意皮肤清洁、避免抓挠，避免长期暴露于紫外线。可根据自己的喜好，选择合适的假发、头巾、帽子等装饰品。由于皮肤毛囊属新陈代谢活跃的组织，其恢复亦较快，在用药结束后几周内，皮肤、头发等便开始恢复，长出新发。新长出头发的发质、颜色等可能较之前有所改变。有些患者化疗结束后新长出的头发较之前更黑、更好。

化疗药物会对泌尿系统产生什么影响

由于化疗药物需经过肾脏代谢，因此会对泌尿系统产生一定的毒性反应。如少尿、出血性膀胱炎等。使用蒽环类化疗药时，可致 24 小时内尿色变红，并带有药物的味道。应用顺铂前需输注生理盐水充分水化。化疗期间应定期监测肾功能，化疗前及化疗过程中多饮水，使尿量维持在每日 2 000～3 000 ml 以上。

化疗药物的心脏毒性有哪些表现？该如何预防和应对

蒽环类、紫杉醇、氟尿嘧啶等药物均对心肌有一定的毒性，轻者可无症状，仅表现为心电图异常；重者则表现为各种心律失常甚至心力衰竭。故化疗期间应注意休息、少食多餐，禁吸烟、不饮酒、避免高胆固醇饮食，以减少心肌耗氧量及心脏负担。定期监测心功能，医师亦会在化疗期间酌情使用保护心脏的药物。

化疗药物的肺毒性有哪些表现？该如何预防和应对

化学药物引起的肺功能异常主要有肺纤维化、过敏性肺炎和心因性肺水肿等，以肺纤维化最常见。抗肿瘤药物中，博来霉素、白消安、甲氨蝶呤等均可致肺毒性，主要表现为疲劳、干咳、呼吸困难等，可伴有发热、胸痛等；X 线胸片及肺功能检查异常。预防措施主要有戒烟、呼吸锻炼等。严重者医师将给予吸氧等对症支持，并应用激素、抗生素等治疗。

什么是化疗药物临床试验

药物临床试验是以患者为研究对象的实验研究，是新药进入临床应用之前的必需程序。临床试验分为 4 个阶段，临床较多涉及的是Ⅲ期临床试验。是在较大范围内对药物作用和安全性的进一步验证。入组临床试验的患者需满足相关疾病及身体条件，并可享受免费药物治疗和检查等。但因临床试验采取随机对照和双盲的研究方法，因此可能入组实验组，亦可能入组对照组。

临床试验对照组相当于没有治疗吗

药物临床试验中的对照组也称为安慰剂组，即该组患者没有接受新药的治疗，但并不等于没有治疗，而是进行没有增加新药的常规化疗。

放疗的护理

什么是放疗？其目标是什么

放疗作为有效的局部抗癌治疗方法，是利用放射源或各种医疗设备产生的高能射线对肿瘤进行治疗的技术。其目标是最大限度消灭肿瘤，同时使正常组织和器官所受损害降到最低。放疗与手术、化疗、生物治疗等其他方法相结合，可有效提高患者治愈率与生活质量。

放疗有哪些种类

根据放疗时间与手术的关系，又可分为术前放疗、术中放疗和术后放疗。根据治疗目的可将其分为根治性放疗和姑息性放疗。根治性放疗主要适用于因肿瘤生长部位及肿瘤性质不能或不适行手术治疗，但对放疗敏感的较早期肿瘤患者，如皮肤癌、鼻咽癌、头颈部恶性肿瘤等。姑息性放疗主要用于经手术和其他全身及局部治疗方法不能控制的晚期癌症患者，通过给予适当剂量的放疗，达到缓解症状和痛苦，改善生活质量的目的。

放疗会产生哪些毒副作用

放射治疗会对正常组织器官产生不同程度的损害，引起可逆的放射反应和不可逆的放射损伤。放射损伤又包括急性放射损伤和后期放射损伤。前者主要表现为消化道和黏膜反应，以及骨髓抑制和局部渗出炎性改变等；后者则主要为血管和间质组织的损伤。常见放疗反应包括：疲乏、虚弱、食欲不振、失眠、头痛等全身反应，以及放射性皮炎、骨髓抑制、皮肤黏膜反应等。另外，由于放射区域不同，部分患者还可能出现急性放射性食管炎、放射性肺炎或肺纤维化等。

什么是放射性皮炎

放射性皮炎是由于放射线照射引起的皮肤黏膜炎症性损害。包括急性放射性皮炎和慢性放射性皮肤反应。前者往往由于一次或多次大剂量放射线照射引起，但敏感者即使剂量不很大也可以发病。后者多为长期、反复小剂量放射线照射引起，或由急性放射性皮炎转变而来，潜伏期自数月至数年，炎症表现不显著。急性皮肤反应分为三度：①Ⅰ度反应：也称干反应，表现为皮肤红斑、有烧灼和刺痒感，继续照射时皮肤由鲜红渐变为暗红色，以后有脱屑。②Ⅱ度反应：也称湿反应，表现为高度充血，水肿、水泡形成，严重者可有渗出液、糜烂。③Ⅲ度反应：溃疡形成或坏死，侵犯至真皮，造成放射性损伤，难以愈合。放疗后2个月后或更长时间可出现后期皮肤反应，由于放射线破坏皮脂腺、汗腺、毛囊以及甲床生发层细胞，可有照射部位皮肤粗糙、皲裂，甚至萎缩，毛发脱落，毛细血管扩张、淋巴引流障碍、水肿及深棕色斑点、色素沉着等。

如何预防和应对放射性皮炎

(1) 穿着柔软、宽大、吸湿性强的内衣，保持局部皮肤清洁干燥，特别应注意乳房下、腋窝等皮肤褶皱处。保持床面整洁干燥，避免不良刺激。

(2) 照射时去除首饰，避免照射野皮肤受到各种硬物摩擦和损伤，如首饰、剃须刀等。勤洗手、勤剪指甲，避免搔抓照射区内的皮肤，瘙痒时只可用手轻拍。皮肤脱屑期，切勿用手撕剥。

(3) 使用温和的洗浴用品，照射野皮肤宜用温水和柔软的毛巾轻轻醮洗，忌用肥皂，不可随意涂抹药物及护肤品，包括乙醇(酒精)、碘酒等。

(4) 避免照射区的皮肤在阳光下暴晒和冷热刺激。

(5) 照射野不可贴胶布，以免所含氧化锌产生二次射线，加重皮肤损伤。

(6) 保持放射野标记清楚，标记画线不清楚时，由医师描记，以保证放射区域准确。

(7) 发生干反应，可涂薄荷淀粉或羊毛脂止痒。

(8) 湿反应需暴露创面，使其保持干燥或遵医嘱在破损区涂抹具有收敛作用的药物，如涂甲紫(龙胆紫)或氢化可的松等以促进愈合。如有水泡形成，可涂硼酸软膏包扎1～2天，待渗液吸收后再暴露。合并感染者需用抗生素控制。

总之，需关注照射局部皮肤，如有异常及时就医处理，必要时暂停放疗。

如何应对口腔黏膜反应

放疗会损伤正常组织黏膜细胞，可引起口腔炎、角膜损伤、放射性胃肠炎、膀胱损伤等，出现味觉改变、口干、张口困难、食管狭窄梗阻、恶心、呕吐、腹泻、食欲减退以及尿频、尿急、尿痛等膀胱刺激征表现。因此需要注意如下几点：

(1) 清淡饮食、少量多餐，进食高热量、高蛋白食物，增加机体抵抗力。可酌情进少渣饮食或流食；避免进食生硬、辛辣刺激性以及过冷、过热的食物；腹泻者避免高纤维素饮食。放疗期间应多饮水，以促进毒物排泄。

(2) 应保持口腔清洁，戒烟、戒酒，及时清除口腔内残留食物，使用软毛牙刷刷牙，遵医嘱使用漱口液含漱。口干者可嚼口香糖。

(3) 可进行张口运动、叩齿等功能锻炼，以预防口干、味觉减退、牙龈萎缩、张口困难等并发症。

(4) 眼睛在照射野内时，注意保护角膜和晶体，照射时可使用鱼肝油或可的松眼药膏涂眼。

(5) 口腔炎剧烈疼痛者，可遵医嘱在饭前喷涂利多卡因等，或用中药茶饮。

(6) 为预防放射性骨髓炎，建议 3 年内不拔牙。

如何应对放疗引起的脱发

与化疗反应类似，放疗所引起的脱发也是暂时性的，随着治疗的结束，会逐渐长出新发。可根据个人喜好选择合适的假发或者帽子、丝巾等，这样既能起到修饰美观的作用，又可较好地保护放疗处的皮肤避免受日照等刺激。

如何应对放疗引起的全身反应

一些患者会在放疗过程中出现乏力、头晕、失眠或嗜睡，以及食欲不振、恶心、呕吐等反应。其出现时间和严重程度与个体治疗情况、疾病情况及心理因素等有关。针对此，一方面需合理饮食、充分休息、适当锻炼，以增强机体抵抗力；另一方面，可通过转移注意力或增加疾病治疗知识等方法缓解紧张焦虑情绪，增强战胜疾病的信心。

如何应对放疗引起的上肢水肿

由于放疗会导致不同程度的皮肤、软组织纤维化，因此可引起或加重患肢的功能障碍。可根据自己实际情况，如病情、年龄、体力、伤口愈合情况等，进行上肢抬举、旋转、外展等各种运动。锻炼应循序渐进，不可操之过急。身体条件允许者，应做些力所能及的日常活动，如洗脸、漱口、梳头等，以促进肢体血液及淋巴回流，减少肢体肿胀。

义乳的选择和佩戴

为什么需要佩戴义乳

如果根据你的病情，当初医师为你选择了改良根治术或单纯乳房切除术，那么随着治疗的结束、身体的逐渐康复，以及社交活动的日益恢复，你也许会发现乳房缺失带来的种种不便：外在形象的改变或许对你的自信心是一个不小的打击。而且由于乳房切除后，胸部重量分布不均匀，往往习惯于抬起对侧手肩臂来平衡身体，长此以往，颈部、肩臂及背部肌肉因受到牵拉容易出现劳损疼痛，并有可能因长期姿势不正而发生脊柱的变形（绝经期妇女会因骨质疏松而加剧）。为了避免因此导致的颈肩腰背痛，并帮你恢复良好的体态，增强自信心，医护人员建议你选择合适的义乳。

义乳的选择需注意什么

义乳有多种类型，其材质主要使用纤维填充物或硅胶。根据使用时间可分为术后过渡型和永久型；依具体作用可分为全切手术后适用的义乳和局部矫正义乳；依使用方法又包括皮肤贴合型和内衣插入型等。需结合手术情况、瘢痕情况、健侧乳房形状等因素综合选择。选择和试戴义乳最好在专业人员指导下进行，且在正规场所购买，以防劣质产品刺激皮肤引起过敏或产生其他不良反应。合适的义乳可以成为你身体的一部分，让你忘记患者的身份，重塑自信，更好地迎接未来生活。

义乳佩戴时需注意什么

术后短时间内可不使用义乳或佩戴纤维填充物的过渡型义乳，永久型义乳的试戴时间一般于术后 4 周，待乳房伤口完全愈合，无不适感觉时进行。装配时除了选择义乳的形状、大小、重量外，合适的文胸也非常重要，一个附有放置义乳内袋的文胸可以维持义乳的正常位置。此外，还应注意义乳的清洁，特别是贴身型义乳，应使用专用清洁剂和软刷每日清洗。义乳选择好后，白天应该坚持佩戴，夜间休息时可取下，这样才能发挥最大价值，也可有效预防颈肩疾病的发生。以后每隔 1 年还需重新测量胸围，及时调整文胸及义乳的规格。

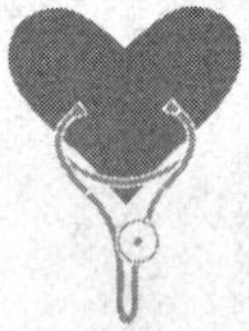

乳腺疾病患者的生活保健

姓名 Name ____________ 性别 Sex ______ 年龄 Age ________

住址 Address ____

电话 Tel ____

住院号 Hospitalization Number ____________________________

X 光号 X-ray Number ____________________________________

CT 或 MRI 号 CT or MRI Number ___________________________

药物过敏史 History of Drug Allergy _______________________

有哪些生活习惯不利于乳腺健康

1. 不良的作息习惯

夜生活频繁，或由于工作等原因需要经常熬夜等。

2. 不良的饮食习惯

长期高脂肪、高热量、高盐、高动物蛋白、低纤维素的膳食与乳腺癌发生呈正相关。研究显示，在以高脂肪、肉类为主食的妇女中血浆催乳素含量明显增高；同时，肠道内细菌发生改变，可将胆汁中的类固醇转化为雌激素，这些变化均促使了乳腺癌的发生。另外，乙醇（酒精）、咖啡、可可的大量摄入也从一定程度上威胁着乳腺健康。可可、咖啡中含有大量的咖啡因、黄嘌呤，可促使乳腺增生，进而增加患乳腺癌危险性。酒精中的乙醇则可刺激脑腺垂体催乳素的分泌，而催乳素与乳腺癌发生相关，这一因素尤其对绝经前后的女性危害更大。

3. 其他不良的生活习惯

（1）长时间佩戴胸罩：胸罩，尤其是不恰当尺码的胸罩会压迫胸部引起淋巴液流通不畅。有些女性入睡时仍有佩戴胸罩的习惯，长期如此对于乳腺的伤害可能更大，因据报道，每天戴胸罩时间超过 12 小时者，乳腺癌的诱发率更高。

（2）长期浓妆艳抹：化妆品中含有多种有害健康的易致癌物质，如亚硝基胺类，且临床上已有因使用化妆品不当患癌的病例。

（3）长期吸烟（包括二手烟）：烟草中的尼古丁会减少乳汁的分泌，还可随血液进入乳汁；可以促使乳腺增生，增加乳腺癌的发病风险。

（4）缺乏运动：通过运动保持身体健康一直被认为是

降低癌症风险的有效方式，尽管运动本身不能预防癌症，但是运动可以降低雌激素水平、防止肥胖、降低胰岛素水平，并且能够强化免疫系统，而这些都有助于预防癌症。然而，缺乏运动是都市人生活中的通病，上楼有电梯，出门有汽车，洗衣不用手，计算不用脑，扫地用吸尘器等。对于女性来说致命的就是肥胖，肥胖人体内的脂肪为制造雌激素（雌酮为主）提供了充足原料，血浆内雌激素含量增多，易导致乳腺癌发病率的增高。另外，肥胖者大多有胆固醇含量升高，抑制了机体的免疫功能，为癌症的发生打下了“基石”。

婚育情况会影响乳腺健康吗

现今社会的都市女性因工作节奏快，或为了保持身材、需尽快回到工作岗位等原因，不愿生育或推迟到 30 岁以后生育，或者生了孩子不愿哺乳，这些都不应提倡。因为这很有可能使她们失去一次增强抵御乳腺癌能力的机会，女性第一次足月的妊娠可以导致乳腺上皮发生一系列变化而趋成熟，使得上皮细胞具有更强的抗基因变化能力，同时产生大量的孕激素，孕激素对于保护乳房健康有很大的作用。而且，选择母乳喂养的女性能够降低癌症的患病率，也就是说哺乳时间越长，得乳腺癌风险越低。所以怀孕、分娩、哺乳的过程虽然辛苦，但可增强抗病能力，这种能力越早获得，对于防止乳腺癌的发生就越有利。

流产也会影响乳腺健康吗

有调查显示，在 18 岁以前多次流产或 30 岁以后做人工流产手术的妇女患乳腺癌的比例较一般女性高。这是因为女性妊娠后体内激素水平升高，乳腺的导管和腺泡发育旺盛，血管增多，乳腺肿胀，而流产使得妊娠突然终止，激素水平骤然下降，乳腺突然停止增长，腺泡也相继萎缩，即可造成乳腺淤滞，引起肿块，从而引发多种乳腺疾病。简单来说，流产次数越多，罹患乳腺癌的风险就越大。

情绪抑制会引起乳腺疾病吗

越来越多的研究证明，焦虑等不良情绪会影响到个体的免疫系统。长期受不良情绪刺激，可使机体生命节律发生紊乱、神经内分泌系统功能失调，进而导致内环境失调，免疫力下降，容易发生癌肿。而对于乳腺癌患者也存在同样的情况，在长期处于情绪紧张或情绪压抑的女性人群中，乳房疾病及乳腺癌的发病率均高于一般女性。

个人的健康情况与乳腺癌发生有关吗

个人既往的健康情况，例如卵巢癌、子宫癌、结肠癌等病史也会增加乳腺癌的患病风险。这种风险不是指原有癌症的复发转移，而是形成了新的疾病。此外，乳腺癌也会受到正常的生理周期的影响，例如初潮和绝经年龄。如果女性的初潮年龄早于 12 岁和（或）绝经时间晚于 55 岁，那么罹患乳腺癌的风险就会有所增加。

家族的健康史会对健康造成影响吗

当然，家族健康情况也是一个重要因素。直系亲属（如母亲、姐妹、女儿）有乳腺癌病史也是罹患乳腺癌的危险因素，这可能是由于基因突变或基因错误复制导致的。人们通常认为，这种癌症基因只会通过母系遗传，但这种认识是不正确的，这是因为导致癌症的基因因素可以由父母任何一方遗传，只不过同样携带乳腺癌基因，男性患病的概率远小于女性。所以，想了解更多关于你父亲的家族史，你应该主要看父系中女性的健康情况。

可以从哪些方面来预防乳腺疾病

（1）改变膳食结构：我们应该提倡低脂、低盐、低热、低蛋白、高纤维素的膳食，新鲜蔬菜、水果中富含维生素 C，能抑制某些致癌物质形成；此外，水果之类还含有黄酮，有抗癌作用，宜经常食用。膳食平衡，饮食有节，合理搭配可降低患乳腺癌的危险性。

（2）改变不良的生活习惯：良好的生活习惯最好从小就开始培养，并且应该贯穿各个年龄段，例如：从青春期开始不吸烟；青年女性应适龄婚育；中年以上的女性，少饮咖啡，少吃巧克力及黄油；绝经前后的女性应戒酒或少饮酒。同时，佩戴胸罩松紧适宜，女性选购胸罩应宁大勿小，宁松勿紧；减少佩戴胸罩的时间，对预防乳腺癌有益处。

（3）保持良好的生活方式：都市女性生活方式要顺其自然，该结婚的时候要结婚，该生孩子的时候要生孩子，这样身体中的激素水平才能正常，虽然提倡晚婚晚育，但生孩子不宜超过 30 岁，鼓励女性生育后要母乳喂养，不鼓励终身不育；同时也应该做好避孕工作，防止多次流产。

（4）坚持锻炼：做到起居有节，劳逸结合，保证睡眠。坚持锻炼，养成运动的良好习惯。坚持锻炼可以减少妇女患乳腺癌的危险，发病的概率比不运动的女性低 30%。最理想的运动是每天 30 分钟，可通过游泳、骑自行车、滑雪、散步、舞蹈、瑜伽、体操等适合自己的方式进行锻炼，运动量应因人而异，持之以恒。有效的运动可充分消耗体内多余的脂肪组织，达到控制肥胖的目的。

（5）保持乐观的情绪：恶劣的情绪是癌细胞的激活剂，而心情愉快则是防癌妙方，女性要学会适时调整自己的情绪，以理智、平和的情绪和心态对待家庭、婚姻、工作、学习、人际关系等方面出现的感情纠纷和情感危机。只有心情舒畅才有利于心理、生理平衡，筑起阻挡癌魔的防线。可经常采用步行锻炼、上下楼梯的有氧运动来调节自己的不良情绪，因为有氧运动可刺激腺垂体分泌 β 内啡肽（生理镇静剂），同时运动时机体神经产生微电刺激，这种刺激能缓解肌肉紧张和精神抑郁，而且能使大脑皮质放松，减轻心理紧张。

（6）科学性生活：正常、和谐、均衡、有规律的性生活，不仅可给自己带来身心的乐趣和愉悦，增进夫妻感情，而且有助于减少乳腺增生症和乳腺癌的发生。

（7）养成自我检查的习惯：准确掌握乳房自查的方法，可以及时“捕捉”乳腺癌。据有关报道显示：有 90% 的乳腺癌是通过自查发现的。

乳腺癌术后为何要强调早期锻炼

无论是患者还是家属，都应在术前了解术后功能锻炼的方法及重要性，这样才有利于更好地把握康复锻炼的时机。正确及适当的活动不仅不会影响伤口愈合，还可预防皮下积液、上肢水肿等并发症。患者需要了解的内容包括：各种卧位的姿势、上肢制动的时间、早期活动时如何保护患肢、后期循序渐进的锻炼方法等。术后当天根据护士指导患肢垫枕，术后第2天就可以开始从手指、腕关节、肘关节进行渐进性的肢体功能锻炼，而肩关节的锻炼，一般需要等到引流管拔除并且皮瓣完全贴合后才开始。锻炼需循序渐进，避免患肢搬动、提拉重物。

患者术后为何出现疲乏

疲乏是癌症患者的常见症状，且有研究显示，疲乏可间断持续至治疗结束后数月甚至数年。其中乳腺癌患者的疲乏程度明显高于其他患者。癌因性疲乏与肿瘤及其治疗有关，被公认为是困扰癌症患者的“最重要却无法治疗的症状”，可严重影响患者的生活质量。癌症患者经历手术、放化疗等治疗后，运动耐量减低，疲乏程度也会各有不同。

休息是解决乏力的好办法吗

患者术后或辅助治疗后出现乏力是常见的现象，然而，休息——这一看上去明显能够缓解疲劳的方法有时候却弊大于利，这是因为太多的休息反而会使体力下降。乏力并不会限制你的生活，你所要做的只是合理安排你的体力去完成日常生活中那些重要的事情。你可能要花点时间去调整自己，不过一旦你了解了自己的体力情况，就可以据此来调整你的活动安排。同时，研究证实不运动将会导致异常的结果，如肌肉萎缩、心肺功能适应能力降低等，还会出现自信心下降、社会交往活动减少、工作能力下降以及不能很好地应对日常生活等。因此，休息和少运动不能减轻疲乏的症状。国外研究显示，有氧运动可以有效地改善患者的疲乏程度,所以应该根据患者的不同情况制定个体化的运动处方,以确保运动疗法安全有效。

如何制定运动处方

处方包括运动形式、运动强度、运动时间和频率。

(1) 选择运动形式:住院期间采用病区内散步方式,出院后根据患者日常运动习惯,在医师的指导下选择快走、慢跑、上下楼梯、有氧健身操等运动形式。

(2) 测算运动强度:以个体能承受为宜,严格来讲可据公式计算目标心率视为运动强度,即:目标心率=(220-年龄-安静心率)×60%+安静心率。如患者有紧张、剧烈运动等情况,需稳定后测量。

(3) 确定运动时间和频率:具体可结合个体情况,参照医师建议进行,一般每天运动1次,每次30分钟。

如何在饮食中预防乳腺癌

(1) 调整饮食结构:均衡饮食,控制肉类的摄入量,餐桌上多选择富含各种蔬菜和水果、豆类的植物性膳食,并多食用粗加工的谷类。

(2) 注意饮食健康:减少腌制食物和食盐摄入量,避免油炸或其他脂肪含量较高的食物;可选择植物油,特别是单不饱和脂肪酸含量高、氢化程度低的油。少喝咖啡,少食用辛辣刺激食物等。注意易腐败食物的冷藏,避免食用被霉菌毒素污染而在室温长期储藏的食物。

(3) 减少乙醇(酒精)的摄入:建议不饮酒,尤其禁饮烈性酒类。如要饮酒,则每日男性限制在2杯以内,女性限制在1杯以内(1杯酒相当于250 ml啤酒或100 ml葡萄酒或25 ml白酒)。

此外，还须坚持适当的体力活动，避免体重超重：因剩余的脂肪细胞有助于更多雌激素在体内的合成与储存。

哪些食物能帮助抗癌

(1) 富含维生素的食物：维生素是抗癌必不可少的营养素，维生素A能防止上皮细胞的转化，修复上皮细胞的损伤，可用来预防各种肿瘤；B族维生素可以降低肿瘤的形成和生长速度；维生素C可阻断亚硝胺在体内的合成，降低肿瘤的发病率。

(2) 干果类食物：如芝麻、南瓜子、西瓜子、花生、葡萄干等。它们富含多种维生素及微量元素、纤维素、蛋白质和不饱和脂肪酸，营养价值高。

(3) 其他食物：日常生活中一些常见的食品都是抗癌良方，例如：南瓜含有多种维生素和无机盐，其中胡萝卜素含量尤为丰富，其可抑制癌细胞的生成和生长。百合含有多种营养素，如蛋白质、脂肪、钙、磷、B族维生素及胡萝卜素，其中含有一些可抑制癌细胞的特殊有效成分，如秋水仙碱等多种生物碱。杏仁亦含有多种营养素，据测定，它含有15种氨基酸，其中谷氨酸含量最高，此外含有多种维生素及胡萝卜素，尤其含有极其丰富的苦杏仁苷，这种物质具有抑制并杀伤癌细胞、增强免疫的功能。大枣中同样含有多种营养素，如钾、镁、钙、磷等无机盐和微量元素，此外还有丰富的水溶性维生素及尼克酸，它还可用于预防肿瘤患者化疗和放疗引起的骨髓抑制等不良反应。

俗话说，“药补不如食补”。在生活中选择正确的食物，均衡饮食，合理膳食，我们也能吃出健康。

手术前后饮食有哪些需要注意的

癌症是一种消耗性疾病，手术前后保证高蛋白、高热量、富含维生素和膳食纤维的饮食，不但能够维持机体的能量消耗，更能帮助患者在术后尽快恢复。但需要注意的是，传统意义上的“大补”是不必要的。乳腺癌患者术后无需过分忌口，术后 6 小时麻醉清醒后，无恶心呕吐等不适主诉即可逐步过渡到正常饮食。但糖尿病患者必须控制血糖，高血糖不利于伤口愈合，更可能增加伤口感染的风险，因此需要做到既严格控制饮食，又保证患者足够的营养供给。

化疗期间饮食要注意哪些

化疗会导致大多数患者产生不同程度的不良反应，引起消化功能减退和食欲下降，营养严重低于机体需要量，容易使其身体变得更加虚弱，因此对于饮食营养更需合理安排。

（1）蛋白质：由于癌症患者体内蛋白质分解高，合成代谢功能低，使机体处于负氮平衡状态，所以对蛋白质的需求量增加。应以优质蛋白为主，如鸡蛋、牛奶、猪肉、豆制品等。

（2）高分子多糖：含高分子多糖体的食物可增加癌症患者白细胞数量，提高人体免疫细胞活力，例如香菇、冬菇、金针菇、银耳、黑木耳等。升高白细胞的中医饮食有甲鱼汤、薏苡仁粥、黄芪粥等。

（3）增加食欲：很多患者在化疗期间都会出现食欲不

振的症状，所以烹调时更要注意色、香、味俱佳，这有利于刺激食欲和养料的消化吸收。同时，应让患者多吃煮、炖、蒸等易消化的食物，少吃油煎食物。

(4) 合理安排饮食和化疗时间：化疗当天，饮食应清淡可口；经静脉化疗时，尽量在化疗前2～3小时进食，使化疗时食物处于基本消化排空状态，化疗结束后晚餐晚些吃，减少恶心、呕吐的症状。口服化疗药物时，饭后半小时服用较好，血药浓度达高峰时已呈空腹状态，有助于减轻消化道反应。

(5) 化疗期间患者应多喝水(每日饮水至少1 500 ml)，既有利于纠正水、电解质紊乱，又可加快体内化疗毒物的排出。

化疗期间患者食欲不振怎么办

化疗期间食欲不振是由多种因素引起的：一是恶性肿瘤生长、破坏过程中，毒素作用于机体所引起；二是化疗药物会造成暂时性味觉改变，从而产生厌食症状；三是由于化疗所引起的消化道不良反应。

(1) 膳食方面可选择清淡易消化的流质、半流质食物。

(2) 进食时，创造一个愉快舒适的环境，尽可能与家人共同进餐，经常改变食谱，根据患者口味调配食物来增加食欲。

(3) 鼓励患者适当活动，或进食开胃健脾、促进食欲、营养丰富的食品。

(4) 避免浓香、煎炸、油腻的食品，并在饭前、饭后和睡前刷牙，以去除口味和异物，促进患者增加食欲。

(5) 避免过冷、过热食物的刺激，并根据患者口味给予清淡、高热量、高维生素、低脂肪、易消化饮食为宜。

(6) 调整饮食时间,可以采取少量多餐的形式。在恶心、呕吐症状严重时,可以减少进食,以免引起更多的不适症状。

化疗期间为何会出现便秘?该如何处理

便秘的主要原因是化疗药物对消化道黏膜的直接刺激作用,再加上化疗患者体质虚弱,活动减少,使肠蠕动减慢,而致便秘。在饮食方面,可以以富含维生素 A、维生素 C、维生素 E 的新鲜蔬菜、水果及含有粗纤维的糙米等为主;多饮水或果汁;多食萝卜、果酱、生黄瓜,或可产气食物等以增加肠蠕动;适当增加活动量,如饭后散步等,但不要导致过度疲劳;同时养成定时排便的好习惯。

患者发生腹泻怎么办

化疗药物对于消化道的刺激也可能导致腹泻。在饮食方面,给予患者补脾健胃、易消化的清淡食品,以及高蛋白、高能量的膳食。同时注意水分及电解质的补充,即腹泻者应食含钠、钾的食物。饮食温度要适宜,食量不宜过饱过饥。腹泻频繁时应禁食,温服足量的糖盐水。腹泻严重,甚至脱水时,应遵医嘱服用止泻剂,或进行必要的补液输入。

放疗期间饮食上有哪些注意点

在放疗期间,味觉和食欲也会出现一定的下降,消化道功能可能暂时不正常，会出现胃纳差、厌食、恶心、呕吐等现象。此时，要鼓励患者进食，应在营养丰富的前提下，在色、香、味上下些功夫，以进食清淡而易消化的食物为原则。注意饮食的合理搭配，以高蛋白、高维生素、高热量且清淡易消化饮食为宜，不需过分忌口（除辛辣）。若患者胃肠道不良反应较重，可进食半流质饮食，宜少量多餐。

如何将自己的病情告诉周围的人

（1）生活伴侣：如果你有另一半，我们建议你和他进行一次坦诚的沟通，让他知道你的身体情况，因为在整个治疗过程中，伴侣的配合及支持都是至关重要的，让他和你一起适应你身体上的变化，而你由于疾病而引起的情绪上的困扰也需要共同分担。

（2）孩子：什么时候以及如何告诉孩子们他们的母亲患有乳腺癌，无论孩子处于哪个年龄阶段，都是一个很困难的决定，但毫无疑问，他们必须知道这样一个事实。因为患病后，你必然会遇到角色转换，甚至在患者与母亲的角色中产生冲突，例如由于身体原因，你可能不得不减少对孩子们的照顾。所以，最好的方式就是对孩子们诚实，因为隐瞒只会让他们感到恐惧。一些治疗方案会改变患者的外貌（例如脱发），所以让孩子们有思想准备是很重要的。一些癌症中心也会提供一些针对孩子们的教育活动，让他们接触医院、接触患者的整个治疗计划，来减轻孩子们因不了解而引起的恐惧与焦虑。对于年龄较小的孩子，例如学龄前的儿童，尽量不要改变家庭的生活规律。而对于年龄较大的孩子，可以适当地让孩子们分担一些家庭责任。

（3）其他家庭成员：家人在你的治疗过程也起着重要

的作用，因为他们可以给你提供不同方面的帮助与支持。同时，你的健康会影响到整个家庭。

（4）工作场合：由于你在治疗期间必然会离开工作岗位，所以告诉你的工作伙伴你的情况是非常必要的，但你不需要或者说你没有义务告诉你的同事们所有关于你疾病的细节。而至于什么时候告诉他们或者告诉哪些人是个很私人的决定，你可以选择只告诉你的上司或者和你工作关系最直接的同事，也可以告诉一起工作的所有的工作伙伴。当然，我们也鼓励患者接受治疗后，继续参加力所能及的工作。

如果有性及生育方面的问题应该向谁咨询

由于文化背景的差异，在中国，“性”一直是一个比较私密的话题，尤其对于女性而言，这更不是一个可以在公开场合讨论的问题，从而使得性问题经常被有意或无意的忽略。经历过手术及辅助治疗后，很多患者产生了较大的身心负担，如：手术瘢痕、形体改变、脱发、乏力、色素沉着、体重改变、在性生活中觉得不够自信……有的患者甚至认为自己不再是“完整的”女性，对性的表达也就失去信心，性生活表现被动，久而久之甚至可能发展成为性冷淡，影响性生活的和谐。而同时，配偶则因担心性生活会影响对方康复，甚至担心可能引起病情恶化，也对性避而不谈。然而，性生活是人类最基本的生理和心理需求，在很大程度上影响着夫妻关系。疾病和治疗对各年龄阶段的乳腺癌患者都会产生一系列的性及生殖问题，而对于年轻的乳腺癌患者，这些问题尤为突出。针对这些问题，可以咨询你的医疗团队或妇产科医师、乳腺外科临床专家、性及生殖方面专家，以及周围支持你的人。

哪些原因导致患病后性欲降低

(1) 对疾病康复的担心：一些患者会错误地认为，性生活将影响疾病康复、促使癌症复发，致使不愿或不敢从事性活动。

(2) 疾病治疗的影响：由于疼痛等癌症伴随症状、术后伤口不适，辅助治疗期间恶心、呕吐等身体反应，或疾病治疗期间身体的疲乏等原因都可影响到患者的性欲。

(3) 配偶态度的影响：由于夫妻间缺乏沟通常会导致配偶对于患者的不理解，抑或由于知识缺乏，担心性生活导致患者疼痛等，也将影响到性生活的和谐。

(4) 情绪心理状况：由于乳房切除、脱发等身体形象的改变，会使很多患者产生自信心降低、情绪低落等影响，同样影响着性欲。

各种治疗方法会不会影响今后的性生活

事实上，单纯从乳房的手术或者放化疗的角度来讲，并不会降低女性的性欲，也不会影响做爱时的身心反应。同时，精神上及身体生理上的正常性生活对于预防疾病的复发有很大好处。此外，女性也应该认识到，身体的亲密接触只是爱的一种体现方面，这只是增进女性与配偶之间亲近的一种方式。除性交以外，性生活还可以用其他的许多方式来表达，如亲昵的举止、打扮、语言及接吻、抚摸和自慰等。当乳腺癌患者由于各种原因不想性交或性交困难时，完全可以通过性的其他表达方式来获得愉悦、增进夫妻感情。

同时，也可以与另一半坦诚交流自己对于性生活的感受，以期能够获得对方更多的理解与帮助。根据自身情况，必要时，也可以借助阴道润滑剂等改善阴道干燥情况。

如何应对手术治疗对性生活产生的影响

乳腺癌改良根治术的确会在很大程度上影响女性的外在形象以及对于自身魅力的认识，但手术并不会限制你的性生活。造成手术后(尤其是改良根治术后)性生活问题的原因可能有以下几点：

(1) 你不愿让你的伴侣看到你的手术瘢痕。

(2) 你可能害怕你的伴侣看到你只有一个乳房或者它不如以前那么完美。

(3) 你可能觉得你不是以前那个你了。

(4) 你的伴侣可能担心性生活会导致疼痛。

(5) 你的情绪还在受到乳房手术的影响。

你可以和你的伴侣讨论什么样的方式会让你觉得舒适，因为有些女性觉得由于手术所造成的瘢痕或缺失的乳房让她们在与另一半发生亲密关系时觉得自卑或不自然，那么可以通过调暗灯光、身着睡衣、调整体位等方法避免手术部位的直接暴露。但是手术本身不会降低女性的性欲，也不会影响女性在性交中的生理反应，只要你觉得准备好了，就可以有正常的夫妻生活。

放化疗对性生活会产生怎样的影响

化疗可能对女性性功能产生最大的影响，这是因为化疗对体内激素水平的影响最大。甚至有些患者在化疗后5～10年仍然主诉性功能障碍。化疗常见的不良反应有：脱发、恶心、呕吐、潮红、体重增加等，除此以外，化疗还会造成一些不明显但更严重的不良反应：降低各类型的血细胞（白细胞、红细胞、血小板）。不良反应的种类和严重程度取决于使用的化疗药物以及患者的健康情况。化疗结束后，大多数不良反应会消失（例如：头发会再生），但对于绝经前妇女而言，化疗所造成的停经可能是暂时也可能是永久的。

放疗期间皮肤可能变红，或有色素沉着，而乳房也可能在这段时间变得敏感。但和手术一样，放疗也不会降低女性的性欲，或者影响女性在性交中的生理反应。

性生活是否会影响疾病康复

疾病和治疗的一系列影响，使患者在开始恢复性生活时往往会感到力不从心，且夫妻双方都会产生一些疑虑和不安，担心性生活对患者身体产生不良影响（如影响康复或导致复发等）、不确定肿瘤会不会通过性生活传染给对方等。其实，这些顾虑是不必要的。适度、和谐、有规律的性生活不但对身体无害，而且可增强患者的自信心，调整患者的内分泌系统，有利于疾病康复。性能力的恢复，从另一方面也反映了整个机体的恢复。因为肿瘤疾病不是传染病，所以不会通过性生活而传染给对方。当然，进行性生活应以对性的渴求及充沛的体力为前提，所以在治疗期间及处于虚弱状态下的患者是不宜进行性生活的。

乳腺癌患者怎样应付怀孕及生育

如果被诊断为乳腺癌时已经怀孕，是否要为了孩子而推迟治疗？

首先怀孕或哺乳期妇女的乳腺癌诊断是相当复杂的，因为一些标准诊断方法不能使用，例如钼靶就因为可能担心对胎儿的安全有影响而不被使用。同时，乳腺组织由于怀孕而发生的变化也会影响肿块或类似症状的发现，而这些通常让女性对乳腺疾病产生警惕的症状可能会因怀孕变化而被忽视或低估。

妊娠期乳腺癌的治疗方案由两方面因素决定：胎儿的成熟情况以及肿瘤的分期。在怀孕前 3 个月，不能采用化疗或放疗，因为这两者都会对胎儿造成伤害，所以与保乳术相比，更推荐使用改良根治术，但这也需要考虑麻醉药物对于胎儿的影响。3 个月后，有部分化疗药物可以使用，但是放疗仍然会对各阶段胎儿造成伤害，所以一般应该等分娩后再进行放疗。而对于那些较后期，必须接受放化疗的患者而言，就面临一个艰难的选择：你可以选择等到宝宝诞生后再接受治疗（这样可能会延误你的病情，引起生命危险）；或者，等到怀孕前 3 个月后，接受对胎儿影响不大的化疗方案；你也可以选择通过流产或引产终止妊娠，接受常规治疗，当然这不是必须接受的。有些妇女出于宗教、伦理、情感等方面的原因而拒绝终止妊娠，但患者必须清楚了解到，继续妊娠可能会使一些有效的治疗方案对你不再有效。遇到这种情况，还是应该和你的家庭成员、亲近的朋友一起商量做出决定，毕竟你需要得到足够的情绪方面的支持。最终，这是患者个人的选择，而不是医师或者是其他任何人。

治疗的不良反应是否会影响今后的生育功能

乳腺癌的一些治疗的确会对生育功能造成一定影响。但没有证据表明，在治疗完全结束后会影响正常受孕，也没有数据表明怀孕会增加乳腺癌的复发风险。而治疗后是否能够怀孕、生育及哺乳，要求在治疗过程中的精心计划，包括手术方式及辅助治疗方案的选择。当然，这也需要一些好运气，因为要维持术后患侧乳房仍然能正常哺乳真的是有点困难的。而你受孕、哺乳的可能性很大程度上取决于你的诊断，尤其是你的肿块性质：外形较小、分级较早的肿块预后会比较好，如果肿块较大并且较晚期就会降低你生育或者哺乳的机会。

对于许多女性而言，癌症治疗所引起的停经是暂时的，这是身体对于较大压力的正常反应，而这种压力可能是药物引起的生理反应，也可能是对于疾病或治疗的心理反应。大多数情况下，月经周期会在治疗结束后几个月内恢复正常，但也有例外：你可能发现你的周期逐渐变少，你有时可能连续 1 个月或几个月没有生理周期。如果你接受的治疗导致的绝经持续了 1 年或更长时间，那可能是永久性的绝经（年龄大于 40 岁，并且接近正常绝经期的女性尤为常见），这将让你无法自然受孕。其他治疗相关的不良反应对生殖的影响包括：

（1）手术或放疗：接受卵巢切除或卵巢放疗等去势疗

法的患者，将不再能受孕。

（2）化疗：化疗被认为是影响患者能否受孕的主要因素，而其对生殖的影响取决于多种因素，包括年龄、药物的类型和剂量等。一些 35 岁以下的乳腺癌患者常会发现化疗结束后恢复了正常的生理周期，但这并不意味着将可以怀孕。

（3）内分泌治疗：内分泌治疗本身不会导致不孕，然而乳腺癌的内分泌治疗一般要经过 5 年，且在内分泌治疗期间应避免受孕，需要采取必要的避孕措施，因此随着年龄的自然老化可能对生育功能产生一定影响。

此外，由于一些治疗方案的确会导致提前绝经，所以，如果你还希望生育，最好在接受治疗之前与你的肿瘤科或乳腺外科医师进行讨论，医师通常会根据你的情况选择适合的方法，避免选择使你提前绝经的治疗方案，或者建议你寻求生殖专家的帮助。一旦治疗对你的生育功能将产生永久的影响，你也可以通过体外受精的方法拥有你自己的孩子。

治疗结束后多少时间怀孕较安全

女性体内的内分泌激素在经历妊娠、分娩、哺乳等生理阶段时都会有很大变化，而雌激素、催乳素的变化与乳腺癌的发病有密切关系。如妊娠早期血浆中的雌激素和肾上腺皮质分泌的激素会明显增加，妊娠中期这些激素水平会下降，后期又会上升；哺乳期催乳素水平则会明显上升。但很多研究报道指出，乳腺癌治愈后再妊娠并不影响患者的生存率。但是由于怀孕会导致体内雌激素水平的变化，所以很重要的一点就是患者能够针对自己的病史及怀孕的安全性与医师进行讨论。一般建议患者在结束所有治疗后3~5年(无病期)再怀孕,由于癌症复发最有可能出现在治疗后的第一个5年,因此,对淋巴结没有转移的较早期患者一般建议手术后观察3年,而有淋巴结转移的患者最好观察5年以上再考虑妊娠。服用他莫昔芬(三苯氧胺)等行内分泌治疗的患者,一般建议停药至少半年以上再考虑妊娠。而复发转移的患者一般不建议怀孕。如果你由于年龄等因素不能等待3~5年,那么请最少1年后再妊娠,你的身体需要足够的时间从化疗的不良反应中恢复,因为化疗等治疗有时会对心肺等脏器造成未被察觉的伤害,而怀孕也会对身体健康情况造成很大的压力。

经过治疗后还可以哺乳吗

保乳手术后经过放疗的大多数患者都会发现,她们的患侧乳房不能产生乳汁,只有少数女性仍然可以用患侧乳房哺乳,这是因为手术或放疗会损伤乳腺导管和腺泡,但健侧乳房仍能正常哺乳,并且目前尚无证据表明,用治愈后的乳房哺乳对患者或者婴儿是不安全的。不过,由于只能用健侧乳房哺乳,所以哺乳所引起的乳房的变化不会发生在患侧乳房,这也就意味着,妊娠及哺乳后,两侧乳房会出现明显的不对称,对此你应该做好心理准备,或者选择在哺乳后进行缩乳术。

治疗结束后在避孕方面需要注意什么

目前,对于乳腺癌治疗后采用口服或植入式避孕药是否安全的证据还不明朗。然而,采用非激素的避孕方法是推荐的，如避孕套、避孕膜、宫内避孕器等。总之，如果你在发现乳腺癌时处于绝经前并且有性行为，那么最好与你的医师讨论合适的避孕方法。

如何应对治疗后的不孕

不孕无论是对于计划生育的患者还是整个家庭都将产生较大的影响。因此，你需要在治疗之前与医师进行详细的沟通，必要时可选择冷冻胚胎、体外受精等。但也许你已经做了很多努力，在治疗结束后仍然可能面临这样的问题。此时，你可以选择领养一个孩子、咨询相关的生殖专家、与你的医疗团队成员或身边支持你的人倾诉你的感受、与有着类似经历的病友分享你的体会，必要时咨询心理医师等。

挂号费丛书·升级版

总 书 目

1. 专家诊治糖尿病并发症 （内　　科）
2. 专家诊治痛风 （内　　科）
3. 专家诊治血脂异常 （内　　科）
4. 专家诊治过敏性疾病 （内　　科）
5. 专家诊治失眠症 （内　　科）
6. 专家指导高血压治疗用药 （内　　科）
7. 专家诊治冠心病 （心 内 科）
8. 专家诊治高血压病 （心 内 科）
9. 专家诊治心肌梗死 （心 内 科）
10. 专家诊治心律失常 （心 内 科）
11. 专家诊治心脏疾病 （心胸外科）
12. 专家诊治血管疾病 （心胸外科）
13. 专家诊治消化性溃疡 （消 化 科）
14. 专家诊治慢性胃炎 （消 化 科）
15. 专家诊治胃病 （消 化 科）
16. 专家诊治肠道疾病 （消 化 科）
17. 专家诊治脂肪肝 （消 化 科）
18. 专家诊治肝病 （消 化 科）
19. 专家诊治胆囊炎与胆石症 （消 化 科）
20. 专家诊治胰腺疾病 （消 化 科）
21. 专家诊治肥胖症 （内分泌科）
22. 专家诊治甲状腺疾病 （内分泌科）
23. 专家诊治甲状腺功能亢进症 （内分泌科）
24. 专家诊治糖尿病 （内分泌科）
25. 专家诊治更年期综合征 （内分泌科）
26. 专家诊治支气管炎 （呼 吸 科）
27. 专家诊治支气管哮喘 （呼 吸 科）
28. 专家诊治肺炎 （呼 吸 科）
29. 专家诊治肺病 （呼 吸 科）
30. 专家诊治肺结核病 （呼 吸 科）
31. 专家诊治打呼噜与睡眠呼吸障碍 （呼 吸 科）
32. 专家诊治中风 （神 经 科）
33. 专家诊治老年期痴呆 （神 经 科）
34. 专家诊治癫痫 （神 经 科）
35. 专家诊治帕金森病 （神 经 科）
36. 专家诊治头痛 （神 经 科）

37. 专家诊治口腔疾病 （口 腔 科）

38. 专家诊治肾脏疾病 （肾 内 科）

39. 专家诊治肾衰竭尿毒症 （肾 内 科）

40. 专家诊治贫血 （血 液 科）

41. 专家诊治类风湿关节炎 （风 湿 科）

42. 专家诊治乙型肝炎 （传 染 科）

43. 专家诊治下肢血管病 （外 科）

44. 专家诊治痔疮 （外 科）

45. 专家诊治尿石症 （泌尿外科）

46. 专家诊治前列腺疾病 （泌尿外科）

47. 专家诊治乳腺疾病 （乳腺外科）

48. 专家诊治骨质疏松症 （骨 科）

49. 专家诊治颈肩腰腿痛 （骨 科）

50. 专家诊治颈椎病 （骨 科）

51. 专家诊治腰椎间盘突出症 （骨 科）

52. 专家诊治肩周炎 （骨 科）

53. 专家诊治子宫肌瘤 （妇 科）

54. 专家诊治子宫疾病 （妇 科）

55. 专家诊治妇科肿瘤 （妇 科）

56. 专家诊治女性生殖道炎症 （妇 科）

57. 专家诊治月经失调 （妇 科）

58. 专家诊治男科疾病 （男 科）

59. 专家诊治中耳炎 （耳鼻喉科）

60. 专家诊治耳鸣耳聋 （耳鼻喉科）

61. 专家诊治眩晕症 （耳鼻喉科）

62. 专家诊治白内障 （眼 科）

63. 专家诊治青光眼 （眼 科）

64. 专家诊治皮肤病 （皮 肤 科）

65. 专家诊治皮肤癣与牛皮癣 （皮 肤 科）

66. 专家诊治“青春痘” （皮 肤 科）

67. 专家诊治性病 （皮 肤 科）

68. 专家诊治抑郁症 （心 理 科）

69. 专家解读化验报告 （检 验 科）

70. 专家指导合理用药 （药 剂 科）